一般撮影部門 **1**

血管造影・DSA 検査部門 **2**

X 線 CT 部門 **3**

MR 部門 **4**

RI 部門（SPECT/CT） **5**

PET 部門 **6**

超音波検査部門 **7**

放射線治療部門 **8**

乳腺部門 **9**

HIS, RIS, PACS **10**

診療放射線
技師必携

画像の
アーチファクトを
探せ！

編集 **中澤靖夫**
公益社団法人 日本診療放射線技師会 会長

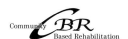

編者・執筆者一覧

◆編者

中澤靖夫　　公益社団法人 日本診療放射線技師会 会長

◆執筆者（執筆順）

江田哲男	東京都済生会中央病院放射線技術科
三上　徹	東京都済生会中央病院放射線技術科
郡司　威	東京都済生会中央病院放射線技術科
西川祝子	国立がん研究センター中央病院放射線技術部
鳥居　純	国立がん研究センター中央病院放射線技術部
藤澤正江	国立がん研究センター中央病院放射線技術部
武藤千尋	国立がん研究センター中央病院放射線技術部
保川裕二	埼玉県済生会川口総合病院診療放射線部
富田博信	埼玉県済生会川口総合病院診療放射線部
城處洋輔	埼玉県済生会川口総合病院診療放射線部
小笠原貴史	倉敷中央病院放射線技術部
的場将平	倉敷中央病院放射線技術部
熊代正行	倉敷中央病院放射線技術部
浅沼雅康	東京女子医科大学病院中央放射線部
貝本葉子	東京女子医科大学病院中央放射線部
麻生智彦	国立がん研究センター中央病院放射線技術部
田北　淳	国立がん研究センター中央病院放射線技術部
清水雄平	国立がん研究センター中央病院放射線技術部
佐野幹夫	刈田豊田総合病院放射線技術科
水口　仁	刈田豊田総合病院放射線技術科
江藤芳浩	西田病院放射線部
中村　勝	愛知医科大学病院中央放射線部
金田直樹	愛知医科大学病院中央放射線部
中村和彦	愛知医科大学病院中央放射線部
野口幸作	東京臨海病院放射線科
松田恵雄	埼玉医科大学国際医療センター中央放射線部
渡部進一	埼玉医科大学病院中央放射線部
中根　淳	埼玉医科大学総合医療センター中央放射線部

序文

　わが国における医学・医療技術の発展と普及は，多くの国民に安全と安心の医療を提供し，誰でもがその恩恵に浴することができるようになってきました．各医療機関の情報公開が進むなか，国民は今まで以上に安全で安心な医療環境の提供，今まで以上に質の高い医療技術の提供，今まで以上に質の高い患者サービスの提供といった，高度医療水準に基づいた診断・検査・治療を求めるようになってきています．

　このような高度医療水準が実施されるなか医療画像は不可視情報を可視化し，誰でもが理解できるように表示する三次元画像や時間軸を入れた四次元画像が主流となりつつあります．画像検査の領域は医療分野と学際分野において研究開発された最先端の科学技術が導入されるなか，最も注目されているのが AI（artificial intelligence：人工知能）や IoT（Internet of Things：物のインターネット）を用いた技術であり，各モダリティーに積極的に導入されつつあります．このような画像検査機器隆盛の時代においても一つの大きな問題を抱えています．それは「医療画像のアーチファクト」の問題であります．

　1895 年，W. C. レントゲン博士によって X 線が発見されてから今日に至るまで，医療画像情報の質の発展は画像に現れるアーチファクトとの戦いの歴史であったと言っても過言ではありません．画期的な発見・発明である X 線による初期の画像と現在の画像を比較しても，初期の X 線 CT 画像と現在の X 線 CT 画像を比較しても，時代とともにアーチファクトは存在し，使用する科学技術が高度になればなるほど，そのアーチファクトの形態は複雑化する傾向にあります．

　本書は日常臨床のなかで作製される医療画像のなかに現れる複雑多岐にわたるアーチファクト画像を各モダリティー別に 144 症例を丹念に拾い上げ，その画像と，その画像が生じる原因，さらにはそれに対する対策とワンポイントアドバイスをわかりやすく解説しました．執筆にあたっては，専門的な記述はできるだけ避け，画像を多く取り入れ，画像検査機器を取り扱うスタッフが最低限知っておくべき各モダリティー別の検査機器概要をわかりやすく記述しました．言い足りない部分も多々あると思いますが，不足の部分は他の専門書に委ねることとし，本書では医療画像のアーチファクトの基本をマスターされることを願っています．

　本書は医療画像の基礎を学びたい臨床研修医，診療放射線学科の学生，診療放射線技師，臨床検査技師，臨床工学技士の皆様にも有用な情報が満載されており，ぜひともお手元に置いて活用していただきたいと思います．

　終わりに，本書の前身は 1991 年出版『画像診断マニュアル』（三輪書店），1998 年出版『医用画像のアーチファクト』（三輪書店）であります．科学技術の発展により画像検査関連機器から発生するアーチファクト画像も時代とともに違っていることを改めて学習してほしいと願うものであります．この度の企画に快くご協力をいただいた（株）シービーアール　宮内秀樹氏に感謝いたします．

令和元年 7 月吉日

公益社団法人 日本診療放射線技師会
会長　中澤　靖夫

目次

1. 一般撮影部門 ……………………………… 江田哲男・三上　徹・郡司　威
　概要　*1*
　アーチファクトについて　*1*
　FPD の構造と特徴　*2*
　FPD の画像補正　*3*
　FPD に起因するアーチファクトの種類　*3*
　　1．画像ムラ　*3*
　　2．線状欠陥（横スジ・縦スジ）　*4*
　　3．ハードウエアの起因　*4*
　① 線状欠陥アーチファクト　*6*
　② 発生装置ツーブス内の汚れ　*7*
　③ 異物混入（磁気治療器具）　*8*
　④ 異物混入（使い捨てカイロ）　*9*
　⑤ 下着による皮膚圧迫　*10*
　⑥ 異物混入（インプラント）　*11* …………… 西川祝子・鳥居　純・藤澤正江・武藤千尋
　⑦ 異物混入（スカートファスナー）　*12*
　⑧ 造影剤によるアーチファクト　*13*
　⑨ 異物混入（ヘアピン）　*14*
　⑩ X 線の斜入（グリッドモアレアーチファクト）　*15*
　⑪ グリッドによる影響　*16* ……………… 西川祝子・鳥居　純・藤澤正江・武藤千尋
　⑫ 異物混入（眼鏡）　*17*
　⑬ 異物混入（末梢動脈塞栓用コイル）　*18*
　⑭ 異物混入（腹膜透析用カテーテル）　*19*
　⑮ 異物混入（衣服のボタン）　*20*
　⑯ 異物混入（ヘアバンド）　*21*
　⑰ 異物混入（バックボードの固定具）　*22*
　⑱ 異物混入（ビーズクッション）　*23*
　⑲ 異物混入（FPD の基盤）　*24*
　⑳ 異物混入（ガーゼ・衣服）　*25*
　㉑ 異物混入（吸水シーツ）　*26*
　㉒ バンディングアーチファクト　*28*
　まとめ　*30*

2. 血管造影・DSA 検査部門 ……………………………………………… 保川裕二
　概要　*31*
　血管造影検査でのアーチファクト　*33*
　① 像ひずみ（FPD vs. I. I.）　*34*
　② 装置に付着した造影剤　*35*

- ③ モーションアーチファクト（DSA の呼吸によるもの） *36*
- ④ モーションアーチファクト（患者の体動） *37*
- ⑤ モーションアーチファクト（蠕動運動） *38*
- ⑥ モーションアーチファクト（頭部） *39*
- ⑦ モーションアーチファクト（腹部） *40*
- ⑧ フィルター入れ忘れ（頭部） *41*
- ⑨ ハレーション防止フィルター *42*
- ⑩ コーンビーム CT *43*
- ⑪ コーンビーム CT *44*

3. X 線 CT 部門 ……………………………………………… 富田博信・城處洋輔

- 概要 *46*
- Raw データ（サイノグラム） *46*
- 画像再構成 *47*
- 体軸方向の補間 *48*
- 心電同期画像再構成 *48*
- アーチファクトの発生機序 *48*
  - 1．ストリーク状アーチファクト *48*
  - 2．リング状アーチファクト *48*
  - 3．シャワー状アーチファクト *49*
- ① ストリークアーチファクト *50*
- ② ストリークアーチファクト *51*
- ③ リング状アーチファクト *52*
- ④ シャワー状アーチファクト *53*
- ⑤ ビームハードニングアーチファクト *54*
- ⑥ 再構成関数による CT 値の変化 *55*
- ⑦ 再構成関数による CT 値の変化 *56*
- ⑧ ダークバンド状アーチファクト *57*
- ⑨ ヘリカルアーチファクト *58*
- ⑩ コーン角におけるアーチファクト *59*
- ⑪ 後頭蓋窩部のアーチファクト *60*
- ⑫ Stair Step アーチファクト *61*
- ⑬ 線量不足 *62*
- ⑭ 線量不足 *63*
- ⑮ モーションアーチファクト *64*
- ⑯ モーションアーチファクト *65*
- ⑰ モーションアーチファクト *66*
- ⑱ モーションアーチファクト *67*
- ⑲ メタルアーチファクト *68*
- ⑳ ブルーミングアーチファクト *69*
- ㉑ 帯状アーチファクト *70*
- ㉒ 空気相に接する液面からのアーチファクト *71*
- ㉓ 造影剤によるアーチファクト *72*

24 造影剤によるアーチファクト　*73*
25 重力効果　*74*
26 表示画素数による描出能の違い　*75*

4. MR 部門 ……………………………………… 小笠原貴史・的場将平・熊代正行

概要　*77*
原理　*77*
イメージング　*78*
パルスシーケンス　*80*
高速撮像技術　*80*
　1．高速スピンエコー法　*80*
　2．グラジエントエコー法　*80*
　3．エコープラナー法　*82*
　4．HASTE（Half Acquisition Single-Shot Turbo Spin Echo）　*82*
　5．パラレルイメージング　*83*
　6．圧縮センシング（Compressed Sensing）　*83*
特殊撮像法　*84*
　1．拡散強調画像　*84*
　2．MR Angiography（MRA）　*85*
　　（1）Time of flight 法（TOF 法）　*85*
　　（2）Phase contrast 法（PC 法）　*85*
　3．脂肪抑制画像　*85*
　　（1）化学シフト選択法（CHESS：Chemical Shift Selective）　*85*
　　（2）周波数非選択的脂肪抑制法（STIR：Short Tau Inversion Recovery）　*85*
　　（3）位相差法（DIXON 法）　*86*
アーチファクトについて　*86*
1 折り返しアーチファクト　*88*
2 折り返しアーチファクト（パラレルイメージング使用時）　*89*
3 リファレンスデータとのミスマッチ　*90*
4 化学シフトアーチファクト　*91*
5 打ち切りアーチファクト　*92*
6 パーシャルボリューム効果　*93*
7 dark rim アーチファクト　*94*
8 アネファクトアーチファクト　*95*
9 Phase contrast 法による速度エンコーディングの折り返し　*96*
10 ストリークアーチファクト　*98*
11 ベネチアンブラインドアーチファクト　*100*
12 体動によるアーチファクト　*101*
13 周期的な拍動によるアーチファクト　*103*
14 魔法角アーチファクト　*104*
15 クロストークアーチファクト　*105*
16 クロストークアーチファクト　*106*
17 RF（Radio frequency）の不均一によるアーチファクト　*107*

⑱ ジッパーアーチファクト　*109*
⑲ FID アーチファクト　*110*
⑳ FID アーチファクト　*111*
㉑ クワドラポールアーチファクト　*112*
㉒ 金属アーチファクト　*113*
㉓ バンディングアーチファクト　*114*
㉔ 3D-ASL における金属アーチファクト　*115*
㉕ N/2 アーチファクト　*116*
㉖ サードアームアーチファクト　*117*
㉗ コイルの破損によるアーチファクト　*118*

5. RI 部門（SPECT/CT） ……………………… 浅沼雅康・貝本葉子

概要　*120*
アーチファクトについて　*121*
① 被写体の動き　*123*
② 被写体の排泄物による汚染など　*124*
③ 高集積（放射性医薬品投与）による影響　*125*
④ 高集積（血管外漏出）による影響　*126*
⑤ 目的臓器外（肝臓への取り込み）の高集積によるもの　*127*
⑥ 目的臓器外（心臓外）の高集積によるもの　*128*
⑦ 画像再構成不良　*129*

6. PET 部門 ……………………… 麻生智彦・田北　淳・清水雄平

概要　*131*
アーチファクトについて　*132*
① 体動によるアーチファクト　*133*
② 体動によるアーチファクト　*134*
③ 金属アーチファクト　*135*
④ 検出器不良によるアーチファクト（模擬）　*136*
⑤ さまざまな設定間違いによる画像への影響　*137*
⑥ 吸収補正（MRAC）エラーによるアーチファクト　*138*
⑦ 輪郭描出エラーによるアーチファクト　*139*
⑧ 前処置不良（高血糖）　*140*
⑨ インスリンの使用　*141*
⑩ PET 薬剤（FDG）の動脈内投与　*142*
⑪ インフルエンザワクチン接種　*143*
⑫ 骨髄への集積　*144*
⑬ 乳腺への集積　*145*
⑭ 生理的集積（筋肉集積）　*146*
⑮ 生理的集積（褐色脂肪組織）　*147*

7. 超音波検査部門 ……………………… 佐野幹夫・水口　仁・江藤芳浩

概要　*149*

超音波検査の原理　*149*
　　画像の表示方法　*150*
　　用語の説明　*150*
　　超音波アーチファクトについて　*151*
　　　　1．サイドローブ（Side lobe）によるアーチファクト　*151*
　　　　2．グレーティングローブ（Grating lobe）によるアーチファクト　*152*
　　　　3．多重反射（Multiple reflection）　*152*
　　　　4．音響増強（Acoustic enhancement）　*153*
　　　　5．音響陰影（Acoustic shadow）　*153*
　　　　6．側方陰影（Lateral shadow）　*154*
　　　　7．ミラー効果（Mirror effect）　*154*
　　　　8．レンズ効果（Lens effect）　*155*
　　　　9．ドプラでの折り返し現象（Aliasing）　*155*
　　　　10．カラードプラでのモーションアーチファクト（Motion artifact）　*156*
　　① サイドローブ（Side lobe）によるアーチファクト　*157*
　　② 多重反射（Multiple reflection）　*158*
　　③ 音響増強（Acoustic enhancement）　*159*
　　④ 音響陰影（Acoustic shadow）　*160*
　　⑤ 側方陰影（Lateral shadow）　*161*
　　⑥ ミラー効果（Mirror effect）　*162*
　　⑦ レンズ効果（Lens effect）　*163*
　　⑧ 折り返し現象（Aliasing）　*164*
　　⑨ モーションアーチファクト（Motion artifact）　*165*

8．放射線治療部門 ……………………………… 中村　勝・金田直樹・中村和彦・野口幸作
　　概要　*167*
　　アーチファクトについて　*167*
　　① 治療計画CTにおけるメタルアーチファクト　*169*
　　② 放射線治療計画支援画像のDIR（Deformable Image Registration）による
　　　過剰な変形　*171*
　　③ 蠕動によるモーションアーチファクト　*172*
　　④ 腸管ガスによるストリークアーチファクト　*173*
　　⑤ 呼吸運動によるモーションアーチファクト　*174*
　　⑥ ExacTrac®システムにおけるフラットパネルのキャリブレーション不良による
　　　アーチファクト　*176*

9．乳腺部門 ……………………………………………………… 西川祝子・藤澤正江・武藤千尋
　　概要　*179*
　　アーチファクトについて　*179*
　　　　1．機器に起因するアーチファクト　*179*
　　　　2．患者および術者に起因するアーチファクト　*180*
　　① 異物混入　*182*
　　② 異物混入　*183*

③ 圧迫板の写り込み　*184*
　　④ AEC の動作不良　*185*
　　⑤ コントラスト不良　*186*
　　⑥ 体動によるボケ　*187*
　　⑦ ドットアーチファクト　*188*
　　⑧ リプルアーチファクト（トモシンセシス）　*189*
　　⑨ 金属アーチファクト（トモシンセシス）　*190*
　　⑩ ドットアーチファクト（トモシンセシス）　*191*
　　⑪ 豊胸術後の乳房　*192*
　　⑫ 異常所見と間違いやすい乳房　*193*
　　⑬ 異常所見と間違いやすい乳房　*194*
　　まとめ　*195*

10. HIS, RIS, PACS　　松田恵雄・渡部進一・中根　淳

　　概要　*196*
　　医療情報領域で発生する画像アーチファクトの分類　*196*
　　① 液晶モニタの不具合によるアーチファクト　*197*
　　② 液晶モニタの不具合によるアーチファクト　*199*
　　③ 画像の表示パラメータ不整合によるアーチファクト　*200*
　　④ 画像付帯情報における文字化けの発生　*201*
　　⑤ 規格上対応していない画像を転送した場合　*202*
　　⑥ GSDF 階調のカラーモニタにおける輝度と色に関するアーチファクト　*203*
　　⑦ 画像の移行による欠落の発生　*205*
　　⑧ イメージングプレートの点状アーチファクト　*206*

1 一般撮影部門

江田哲男・三上　徹・郡司　威
東京都済生会中央病院放射線技術科

概　要

　一般撮影検査はこの十数年で目まぐるしく変化している．以前はフィルムを使用したアナログ画像が主流であったが，近年はデジタル画像が一般的である．

　一般撮影は大小さまざまな医療施設に必ず設置されており，撮影件数も非常に多い．特にポータブルX線装置は場所にこだわらず簡易的に撮影が可能であり，救急患者や術後の経過観察，体内挿入カテーテルの位置確認，異物確認など多目的に利用されている．

　デジタル化に伴い，フィルムレスが一般的になっており，以前は経済的効果を図るために行われていたロスフィルムカンファレンスも，現在は医療安全を目的にした「写損」カンファレンスへと変遷している．また，画像はデータ化されているため，術者の判断で以前よりも簡易的に「写損」にすることが可能である．そのため，再撮影による医療被ばく・撮影ミスの原因追及などの面からも，「写損」データ管理は非常に重要である．

　本章では「写損」となる「アーチファクト」などを解説し，撮影後の「写損」に対し，術者が原因と対応を理解できることを目的に述べる．

アーチファクトについて

　本章ではフィルム特有のアーチファクトについては省略し，現在ほとんどの施設で一般的に使用されているFPD（flat panel detector，平面X線検出器）で発生したアーチファクトを下記に分類し解説する．

(1) 機器装置に起因するアーチファクト
(2) 患者に起因するアーチファクト
(3) 術者に起因するアーチファクト

FPDの構造と特徴

　FPDは被写体からのX線像を電気信号に変換し，画像を構成している．X線を電気信号に変える過程は大きく分けると，直接変換法と間接変換法の2種類に区分される（図1）．

　直接変換法はX線画像情報を直接的に光導電体内a-Se（アモルファスセレン）で電子信号に変換し，TFT（thin film transistor，薄膜トランジスタ）を介して画像データとして出力される．X線が直接変換されるため，出力信号強度の波形が矩形に近い．そのため，いわゆるボケの少ない画像が提供できる．しかし，SNR（signal-noise ratio，信号雑音比）やDQE（detective quantum efficiency，検出量子効率）は高くない．

　一方，間接変換法はX線をシンチレーター（CsIなど）などの蛍光体を用いて，X線を光に変換してからフォトダイオード層で電子信号に変換し，その電子信号はTFTを介して画像データとして出力される．X線を可視光へ信号変換されるため，光の散乱が原因となるボケが

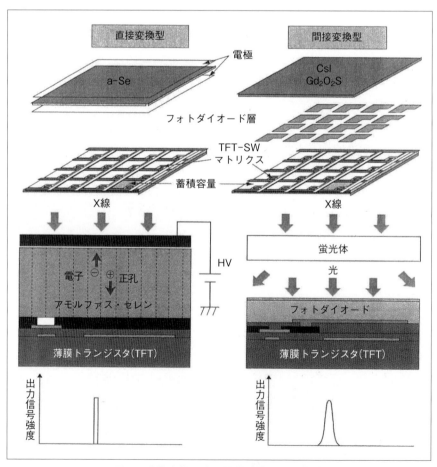

図1　直接変換方式と間接変換方式の構成
〔藤田広志：第3章 X線画像の形成　C．ディジタル画像の形成　8．FPDにおける画像形成．桂川茂彦（編），医用画像情報学 改訂3版，南山堂，p50，2014より引用〕

表1 直接方式と間接方式の主な特徴比較

	間接方式	直接方式
MTF	優れている	やや劣る
電気的ノイズ	低い	高い
温湿度の影響	受けない	受ける
SNR	優れている	劣る
DQE	優れている	劣る

MTF：modulation transfer function，変調伝達関数

生じてしまう．しかし，間接方式は蛍光体のX線吸収効率が高く，構造的にノイズの発生がなく，SNRやDQEがよい特徴がある．現在，間接変換方式を取り入れたFPDが主流となっている．

以上のように2つの大きな違いは，X線情報を電気信号に変換するときに「光」を利用するのか，しないのかである．また，2つの主な特徴を簡単に比較したものを**表1**に示す．

FPDの画像補正

FPDは画素からの出力信号を均一にするために，3つの補正が行われている．
 (1) あらかじめ補正係数を求めてその補正係数を乗ずるゲイン補正
 (2) X線照射後にX線を照射せずに検出される信号を減算するオフセット補正
 (3) TFTアレイの画素欠損に対する補正

以上のような過程を経て画像化されるため，FPDではアナログ画像では不可能であった画像補正等の処理により，画質の改善が図られている．

FPDに起因するアーチファクトの種類
〔資料提供：富士フイルムメディカル（株）〕

1. 画像ムラ
2. 線状欠陥（横スジ）・線状欠陥（縦スジ）
3. ハードウエアの起因

1．画像ムラ
推定される主な原因
●静止グリッドによるモアレ像（**図2**）
●X線装置起因によるグラデーション（**図3**）
●FPDの調整不良による陰影，残像
●後方散乱による陰影

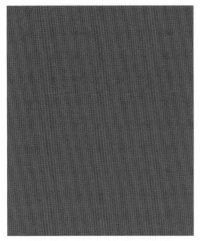
図2　静止グリッドによるモアレ像

図3　X線装置起因によるグラデーション

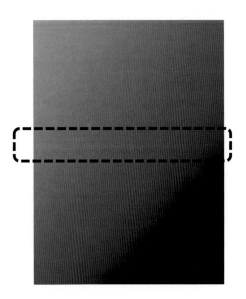
図4　横スジ線状欠陥

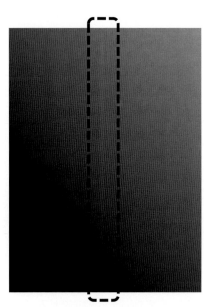
図5　縦スジ線状欠陥

2．線状欠陥（横スジ・縦スジ）

推定される原因
- ●システムトラブルによる縦・横スジ線状欠陥（図4，5）
- ●外来ノイズの混入（図6）

3．ハードウエアの起因

推定される原因
- ●外的要因による内部部品損傷（図7，8）

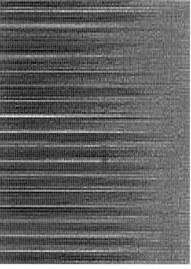

図6 外来ノイズ

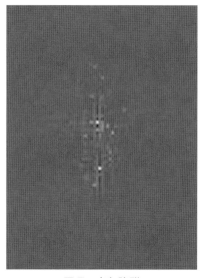

図7 点欠陥群

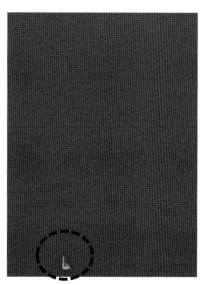

図8 内部部品損傷

機器装置に起因するアーチファクト
1．線状欠陥アーチファクト

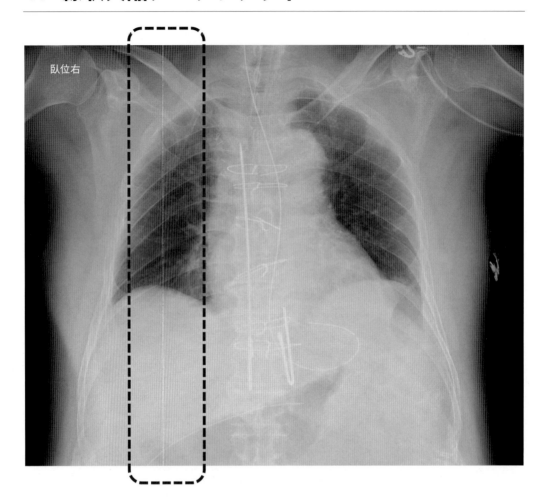

◆**現象**

　手術室内での術後の胸部ポータブル撮影時に線状アーチファクトを認めた．

◆**原因**

　システムトラブルによるもの．

◆**対策**

　キャリブレーション実施により改善．

◆**ワンポイントアドバイス**

　キャリブレーションによって現象は改善するが，システムの故障により再現される可能性がある．そのため，始業終業点検時に再発生していないか確認するとともに，メーカーへ点検および修理を依頼する．

機器装置に起因するアーチファクト
2. 発生装置ツーブス内の汚れ

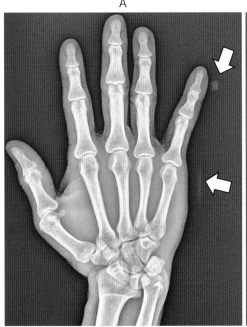
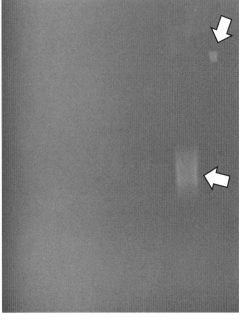

◆現象

　ポータブル装置で右手正面撮影（写真 A）後，小指外側に低吸収体のアーチファクトを確認した．同じポータブル装置で異なる FPD を使用しても，写真 B のように低吸収体が散見された．
※写真 A は低吸収体が確認できるように画像のパラメータを変更して掲載している．

◆原因

　X 線管球ツーブス内の汚れ．
　ポータブル装置の X 線管球とツーブスの接続部はネジ様の固定物によって回転固定をしており，このネジとツーブスが擦れることによって発生した粘性の削りカスがアーチファクトの原因であった．

◆対策

　X 線管球ツーブス内の異物等は，ユーザーで対応することが非常に困難である．現象の詳細を確認してメーカーへ依頼する．

◆ワンポイントアドバイス

　今回の症例は当初 FPD に由来する異物と考えていたが，検証を行った結果，発生装置由来であることが判明した．このように日常実施されている始業終業点検で，早い段階に異常を検知することができるため，読者には機器点検の重要性を改めて認識してもらいたい．

患者に起因するアーチファクト
3. 異物混入（磁気治療器具）

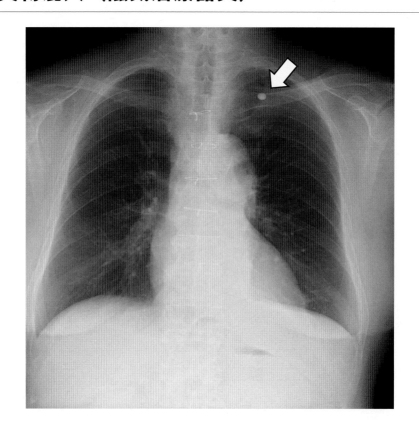

◆**現象**

胸部正面像．左上肺野に点状の高吸収体のアーチファクトが確認できる．

◆**原因**

簡易的磁気治療器具を貼付していた．術者は，患者へ口頭での確認を行わなかった．

◆**対策**

撮影範囲内の異物確認と除去．

◆**ワンポイントアドバイス**

撮影部位に合わせて事前確認を行い，検査着に着替えることで確実に異物が混入しないように努める．

患者に起因するアーチファクト
4. 異物混入（使い捨てカイロ）

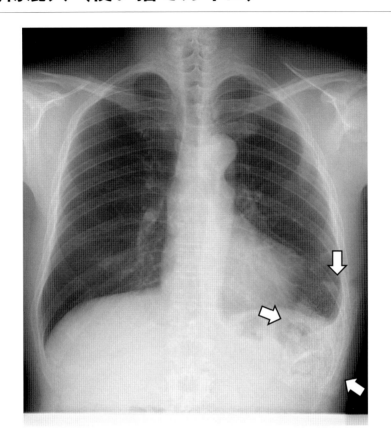

◆**現象**

胸部正面像．左下肺野に四角様の低吸収体のアーチファクトが確認できる．

◆**原因**

下着にボタンがなかったため，肌着着用で検査着に着替えた．患者は肌着に使い捨てカイロを貼っていたため，術者は確認ができなかった．

◆**対策**

着替え説明時に使い捨てカイロや湿布などを貼付していないかの確認を徹底する．

◆**ワンポイントアドバイス**

寒い季節など，肌着にカイロを貼り付けた患者が多くいるので，肌着を着たまま撮影する場合は撮影前に患者本人へ念を押して確認する．

患者に起因するアーチファクト
5. 下着による皮膚圧迫

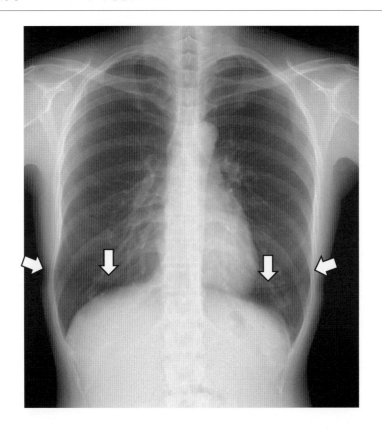

◆現象

　一般撮影装置における立位胸部 P→A 撮影．
　金属はないと患者本人から申告があり，下着は着用したまま検査着を羽織って撮影した．下肺野横隔膜付近に低吸収のバンド状アーチファクトが確認できる．

◆原因
　下着によって皮膚が圧迫されたため．

◆対策
　撮影の説明および脱衣指示の徹底．

◆ワンポイントアドバイス
　布製の下着であっても，画像に影響を及ぼすことを理解する．また，腹部撮影時もガードルなど強く皮膚を圧迫する下着がある場合は脱衣することを推奨する．

患者に起因するアーチファクト
6. 異物混入（インプラント）

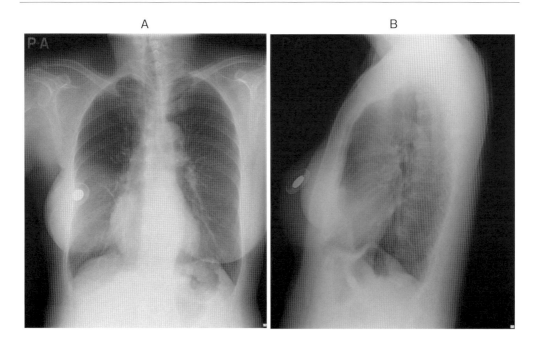

◆現象

　A：胸部正面像，B：胸部側面像を示す．右乳房部に円状の異物が写っている．

◆原因

　右乳房全摘出後，乳房再建のための組織拡張器（ティッシュ・エキスパンダー）を乳房内に挿入しており，生理食塩液注入部のパッチ部が円状に描出された．

◆対策

　肺野と重なり診断能を低下させる恐れがあることを考慮し，医師と相談のうえで撮影を行う．

◆ワンポイントアドバイス

　ティッシュ・エキスパンダーは，生理食塩液注入部の磁石に発熱や移動が生じる可能性があるためMRIは併用禁忌である．また，乳がん患者の胸部正面撮影においては，特に片側乳房を全切除し乳房再建を施行していない場合，ポジショニングの際，受像面に対して胸部接地面に偏りが生じ斜位になりやすいため，ポジショニングに注意する．

（西川祝子・鳥居　純・藤澤正江・武藤千尋）

患者に起因するアーチファクト
7. 異物混入（スカートファスナー）

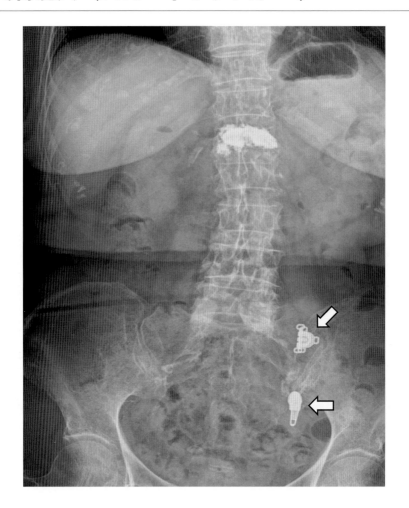

◆現象

腰椎の経皮的椎体形成術を施行した患者のフォローアップを目的とした腰椎正面撮影．
骨盤部に衣服の金具と思われる高吸収体のアーチファクトが確認できる．

◆原因

術者は下着とスカートには金具がないことを口頭で確認したが，Tシャツの裾で隠れていたため視覚的に確認ができなかった．

◆対策

撮影前に着ているものに金具等が付いていないか，患者本人の承諾を得てから触知して確認する．

患者に起因するアーチファクト
8. 造影剤によるアーチファクト

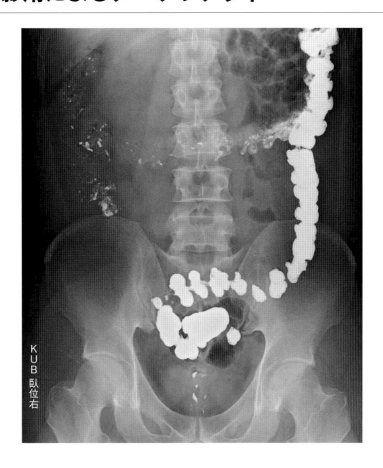

◆現象

腎尿管膀胱単純撮影（kidney ureter bladder：KUB）の依頼で撮影に来た患者．腸管内に高吸収体のアーチファクトが確認できる．

◆原因

前日に硫酸バリウムによる上部消化管検査を施行していたため，消化管内に硫酸バリウムが残留していた．

◆対策

撮影前に，この数日間に硫酸バリウム検査を受診していないか確認する．

◆ワンポイントアドバイス

各施設で待合室等に妊娠の有無などの注意書きを掲示してあるが，この数日間に硫酸バリウム検査施行の有無についても追記するとよい．特殊な場合を除いては検査日を変更するなどの対応も必要である．

患者に起因するアーチファクト
9. 異物混入（ヘアピン）

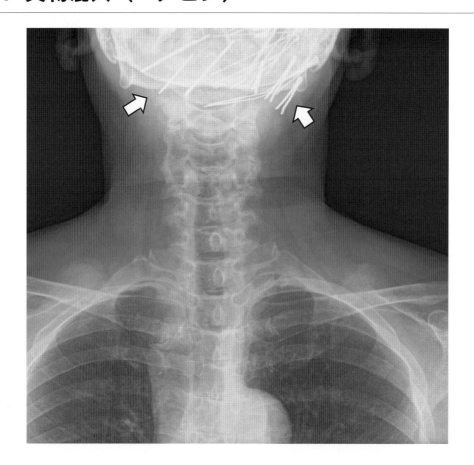

◆**現象**

頸椎正面撮影．後頭蓋付近に多数のヘアピンと思われる高吸収体のアーチファクトが確認できる．

◆**原因**

術者は，丁寧に束ねてセットされている頭を触ることは失礼と考え，口頭のみでヘアピンが使用されていないことを確認して撮影した．

◆**対策**

髪の毛を複雑に束ねている患者は，ヘアセットを崩すことを嫌がる方が多い．口頭でヘアピン不使用と告げられても，患者の同意を得て実際に触知して確認する．

◆**ワンポイントアドバイス**

髪型によっては表面上に異物が確認できないこともある．また，髪の毛の中に入れる「毛たぼ」等，材質によっては画像に影響することもあるため注意が必要である．

術者に起因するアーチファクト
10. X線の斜入（グリッドモアレアーチファクト）

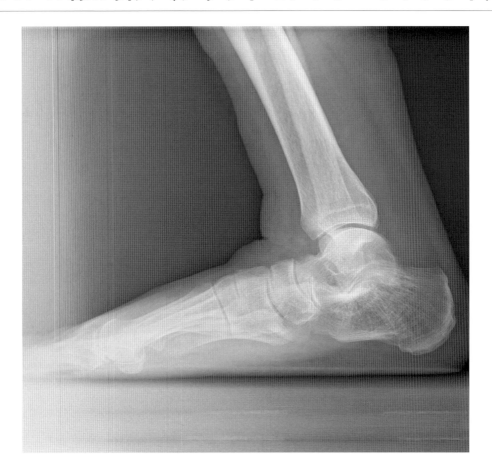

◆現象

　立位専用FPDを使用して，足部の荷重位側面像を撮影した際に発生したアーチファクト．左から右にかけてリス目の影響により，線状のアーチファクトが確認できる．

◆原因

　立位専用FPDに対して，X線管球の向きが3～5°斜入していた．

◆対策

　術者はX線を照射する前に指差し確認などを行い，X線管球の向きが垂直になっていることを確認して撮影する．

◆ワンポイントアドバイス

　X線管球がFPDに対して確実に垂直になっていることを確認する必要がある．現在の一般撮影室はワンボタンで自走式にX線管球が作動し，使用するFPD装置に設定される機能もある．そのような機能を有効活用することも一つの方法である．

術者に起因するアーチファクト
11. グリッドによる影響

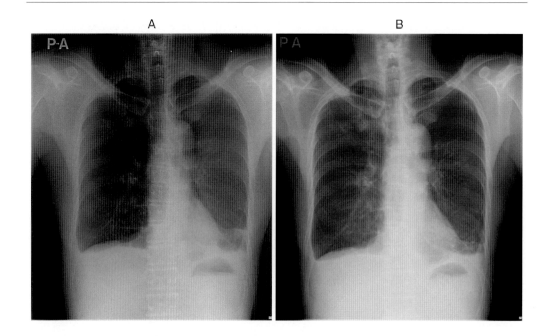

◆現象

　胸部正面撮影．写真Aは肺野の濃度およびコントラストに大きな左右差が見られる．

◆原因

　写真Aは，集束型の散乱X線除去用グリッドの表裏を逆にブッキー撮影台に挿入して撮影を実施したため，受像面の短手方向の中心部はX線が透過し，端に向かうほどX線がカットされてしまう．そのため，両肺野に濃度差が生じている．

◆対策

　板状のグリッドを使用する場合は，表裏を確認してから使用する．写真Bはグリッドを正しい向きで挿入した胸部正面像を示す．両肺野に濃度差は生じていない．

◆ワンポイントアドバイス

　片側の肺野濃度が高いと胸水との鑑別が困難となる．誤診断となる可能性があり，非常に危険であるためグリッドの扱いには十分に注意する．

（西川祝子・鳥居　純・藤澤正江・武藤千尋）

術者に起因するアーチファクト
12. 異物混入（眼鏡）

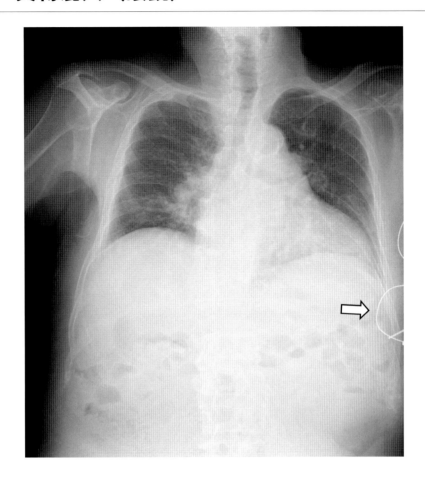

◆現象
　左胸部に眼鏡と思われる高吸収体のアーチファクトが確認できる．

◆原因
　患者は無地のTシャツを着ていたため，術者は患者の衣服にボタンがないことを確認し，検査着の着替えは必要ないと判断し，胸ポケット内の異物確認を怠ってしまった．

◆対策
　撮影範囲内の異物確認と除去．

◆ワンポイントアドバイス
　胸ポケット内の異物の有無は術者からは隠れて見えないこともある．視覚的な思い込みを防ぐためにも検査着への更衣を推奨する．

術者に起因するアーチファクト
13. 異物混入（末梢動脈塞栓用コイル）

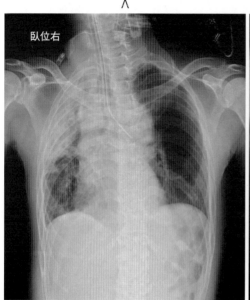
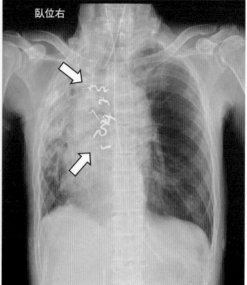

◆**現象**

写真Aは初回救急搬送時の胸部正面臥位ポータブル撮影．写真Bは数日後に再度搬送された際の救急ポータブル撮影．写真Bでは胸部正中よりやや右側にミミズ状の高吸収体の異物が散見されたため，術者は何が写っているのか認識できず画像転送に時間を要した．

◆**原因**

気管支動脈のコイル塞栓後によるコイルが原因．

◆**対策**

患者もしくは，依頼医師への質問や電子カルテの患者情報を確認することで原因がすぐに特定できる．

◆**ワンポイントアドバイス**

手術やインターベンションに使用されるデバイス等の知識を持つことで，異物の原因を特定することが可能であり，日頃からデバイス等の知識を習得するように心がけると迅速に業務が行える．

術者に起因するアーチファクト
14. 異物混入（腹膜透析用カテーテル）

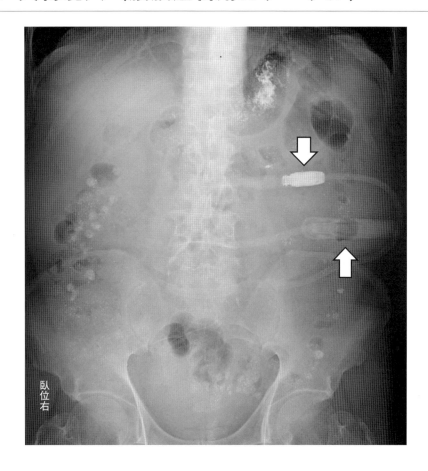

◆現象

腹部左側にチューブ状の吸収体のアーチファクトが確認できる．

◆原因

腹膜透析患者の撮影であり，衣服の内側に腹膜透析用カテーテルが配置されていたため．

◆対策

固定部分は仕方ないが，体から離せられるものは可能な範囲で体部に重ならないように配置する．

◆ワンポイントアドバイス

撮影前に透析患者と判明できている場合は，患者本人に腹膜透析用カテーテルの有無について確認するとよい．

術者に起因するアーチファクト
15. 異物混入（衣服のボタン）

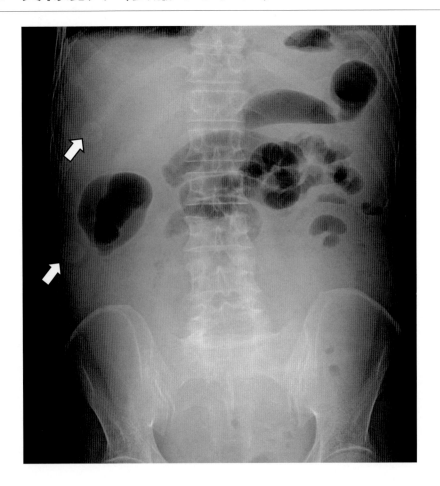

◆現象

　立位・臥位の腹部正面撮影依頼があった患者．立位での腹部正面撮影にて，右腹部に低吸収体のアーチファクトが確認できる．

◆原因

　検査着への着替えが困難だったため，衣服のボタンを FPD に混入しないようにポジショニングしたが，最終確認を怠ったため撮影領域にボタンが混入した．

◆対策

　撮影範囲内の異物確認と除去．

◆ワンポイントアドバイス

　撮影部位に合わせて事前確認を行い，検査着に着替えることで確実に異物が混入しないように努める．

術者に起因するアーチファクト
16．異物混入（ヘアバンド）

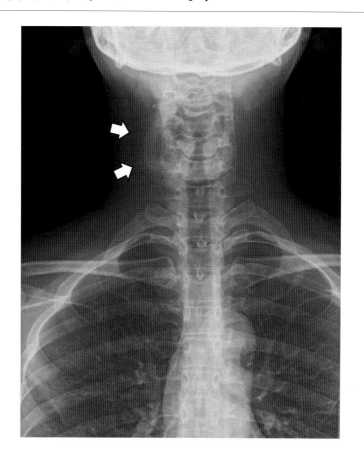

◆**現象**

頸椎正面撮影．第5，6頸椎部分に低吸収体のアーチファクトが確認できる．

◆**原因**

術者は布製のヘアバンドであったため，画像に写らないと思い込み，ヘアバンドを装着したまま撮影した．

◆**対策**

布製でも厚みがあれば画像に影響を及ぼす可能性があることを念頭に置き，目的部位に影響が出ないように工夫する．

術者に起因するアーチファクト
17．異物混入（バックボードの固定具）

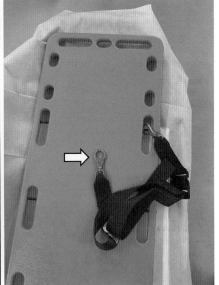

◆現象
　高エネルギー外傷にて搬送された患者．写真 A は primary survey 時のポータブル装置にて撮影された胸部正面画像．胸部両サイドにはバックボードの低吸収体アーチファクトが確認でき，左肺下角付近には高吸収体のアーチファクトが確認できる．

◆原因
　撮影時にバックボード付属のストラップ固定具（写真 B）が外されていなかったため．

◆対策
　撮影領域の高吸収体の確認と除去．

◆ワンポイントアドバイス
　バックボード（写真 B）自体はカーボン製のため低吸収体であるが，患者搬送時に固定するストラップ固定具は金属の場合が多々ある．患者の衣類を外す際には，バックボード付属物の有無も確認することが異物混入リスクを抑える結果につながる．

術者に起因するアーチファクト
18. 異物混入（ビーズクッション）

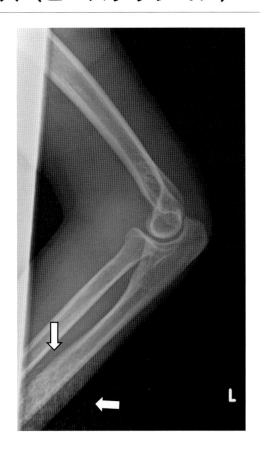

◆**現象**

　左肘関節部の骨折疑いにて撮影した左肘側面画像．前腕部に低吸収体のアーチファクトが確認できる．

◆**原因**

　ポジショニング時，肘関節部分にのみ集中してしまい，固定具のビーズクッションが画像に混入することを考えずに撮影した．

◆**対策**

　撮影範囲から除去．

◆**ワンポイントアドバイス**

　ストレッチャー上での撮影では患部の状態維持にクッションを使用していることも多々ある．撮影対象や撮影の意図に応じて診断に影響しない対策をとる．

　X線は線質が軟らかい（低電圧）ほど物質に吸収されやすく，プラスチック素材などは特に目立つため，注意が必要である．

術者に起因するアーチファクト
19．異物混入（FPDの基盤）

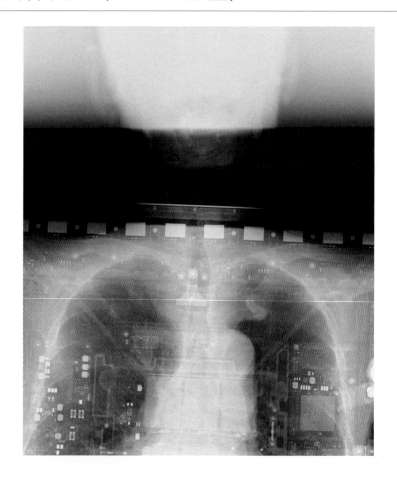

◆現象
患者が立位困難であったため車椅子に座ったまま，背中にFPDを設置し撮影を行ったが，胸部画像とともにFPDの基盤が写った．

◆原因
立位専用FPDの前で携帯型FPDを設置して撮影を行った．患者の背部に直接設置した携帯型FPDではなく，その後ろに位置していた立位専用FPDが作動した．

◆対策
術者はX線を照射する前に指差し確認などを行い，コンソール上のFPD選択に間違いがないか確認する．

◆ワンポイントアドバイス
一つの撮影室内に複数のFPDがある場合にはマニュアルを作成し，使用装置での誤認識を避けるシステムの構築が必要である．

術者に起因するアーチファクト
20. 異物混入（ガーゼ・衣服）

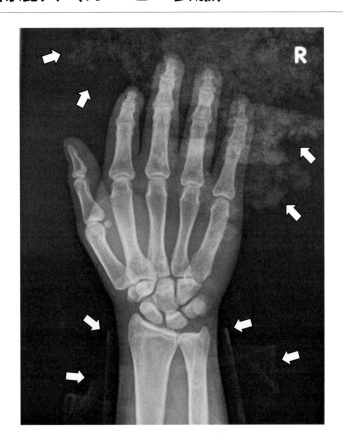

◆現象

救急搬送患者の右手正面撮影．手指側にモヤ状の低吸収体と手関節付近にはバンド状の低吸収体のアーチファクトが確認できる．

◆原因

指に大きな外傷があり，止血のため手指側は血液の付着したガーゼを外さずに撮影した．
手関節側のアーチファクトはワイシャツと上着の袖である．

◆対策

除去不可の場合は，依頼医師にアーチファクトが発生することや，必要があれば追加撮影することを伝える．

◆ワンポイントアドバイス

救急時は患部の固定は除去できずに撮影するシチュエーションも少なくない．また，四肢の撮影では低管電圧での撮影となり，低吸収体が顕著に描出される．依頼医師とのコミュニケーションを綿密にとり，アーチファクトの説明と再撮影の有無について打診することも大切である．

術者に起因するアーチファクト
21．異物混入（吸水シーツ）

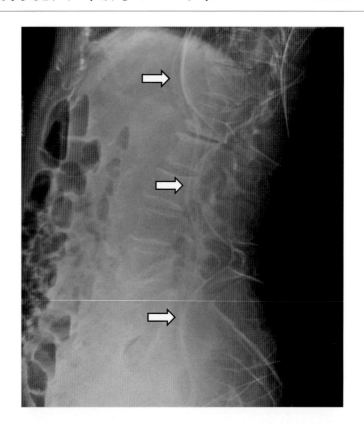

◆**現象**

救急搬送患者の腰椎側面をポータブル装置にて撮影．背部に曲線状の低吸収体のアーチファクトが確認できる．

◆**原因**

撮影部位に対して吸水シーツが折り重なったまま撮影した．

◆**対策**

吸水シーツなども線束に対して厚みを持つと比較的吸収値が高くなる．照射野内にある場合は目的部位に被らないように避ける．次頁にて検証例を記載する．

◆**ワンポイントアドバイス**

救急時の撮影では周囲の物を避けられずに撮影することも多く，再撮影する時間が要せないことも少なくない．事前に依頼医師へアーチファクトの発生を伝えることも重要である．

吸水シーツ検証

　写真A・写真Bのように吸水シートなどでもX線束に対して厚みを持たせると画像に影響してしまう．また，写真Cのように吸水シートを広げて照射すると，写真Dのように影響はない．このような影響を念頭に置き，低吸収物質であっても実際の撮影では，X線束に対して厚みを持たせないように撮影することが重要である．

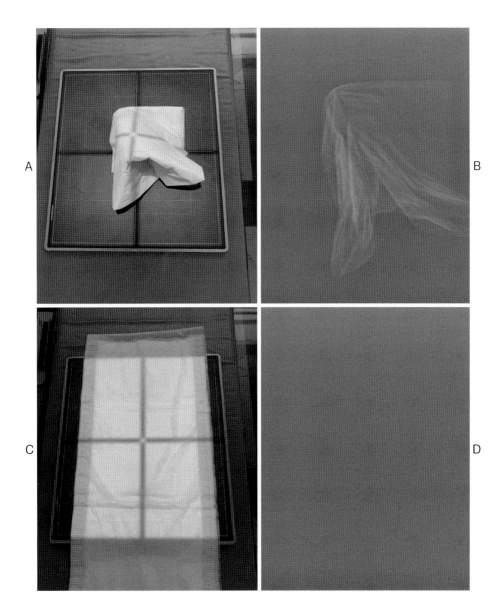

術者に起因するアーチファクト
22. バンディングアーチファクト

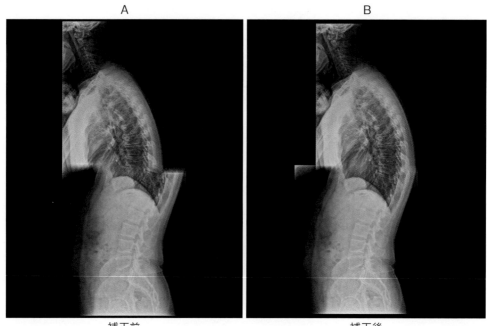

補正前 / 補正後

◆**現象**

全脊椎の二分割撮影において分割接合部にズレが生じている（写真 A）．

◆**原因**

二分割撮影時に体動によって，経時的撮影位置の誤差が生じた．

◆**対策**

患者へ体勢保持を促すが，状況によっては術者が防護衣を着用し，患者の介助に入り体動を防止する．また，分割部結合アプリケーションを使用して人為的にズレを補正することも可能である（写真 B）．

◆**ワンポイントアドバイス**

分割部結合アプリケーションは，患者の動きによって結合の不一致が生じる場合があることも認識しておくことが重要である．次頁にて検証例を記載する．

二分割撮影時の合成処理による特性の検証
上部・下部　静止状態

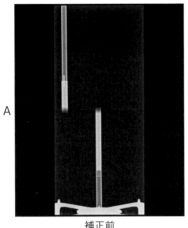
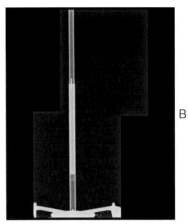

補正前　　　　　　　　　　　　　　補正後

　点滴台を使用して擬似的に上・下部の撮影位置をずらして<u>静止した状態で撮影した</u>．写真Aでは完全に分離した点滴棒を，写真Bでは分割部結合アプリケーションを使用し手動で合成処理した．上・下部をつなげることであたかも元々ズレがなく撮影できているように描出されている．

上部動作状態・下部静止状態

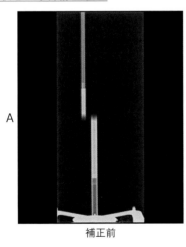
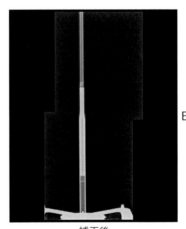

補正前　　　　　　　　　　　　　　補正後

　写真Aは上部のみ<u>動かしながら撮影</u>した．分割部結合アプリケーションを使用し，手動にて合成処理したものが<u>写真B</u>である．この写真では上部の点滴棒が動きにより実際の大きさより細く描出されている．理由は動いているため，辺縁部分にボケが生じ高吸収部分が細く描出されるためである．

　上記のような場合は，分割部結合アプリケーションの使用はできないため再撮影が必要になる．このように使い方によって，さまざまな偽画像をつくりかねないことも念頭に置いて作成すべきである．

まとめ

　一般撮影におけるアーチファクトのほとんどは，ここに紹介したように「異物混入」が多くを占めている．その原因は術者の「確認不足」と「思い込み」といった「判断」「行動」段階のヒューマンエラーがほとんどである．これらのエラーを軽減するためには，業務運用などの改善を常に図ることが大切である．特に「写損」が起こった後にそのまま放置せず，関係スタッフと「写損カンファレンス」を開催し，原因がどこにあるのか検討し，情報を共有することが重要である．

　また，画像情報のデジタル化によりフィルムでは，さほど影響されなかった「衣服」「下着」「貼付薬」が明瞭に描出されるようになった．これらのことを含めて検査に臨むことが重要である．

　今回ここでは掲載しなかったが，糖尿病患者が体表に装着使用している「インスリンポンプ」や「持続グルコース測定器」のように，X線によって装置の誤作動や故障につながる「デバイス」が多く市販されている．業務に関わる診療放射線技師はこれらの知識を持ち，装着の有無を確認することも重要である．

　アーチファクトを軽減するだけでなく，患者に対し「安全」「安心」な検査を提供することも大きな責務であることを忘れてはならない．

参考文献

1) 桂川茂彦（編）：医用画像情報学 改訂3版．第3章 X線画像の形成，南山堂，2014，pp.49-51
2) 内田　勝（監），藤田広志，小寺吉衞（編）：ディジタル放射線画像．4章 画像のディジタル化と評価，オーム社，1998，pp.93-95
3) 小塚隆弘，稲邑清也（監），土井　司，隅田伊織（編）：診療放射線技術 上巻 改訂第13版．第5章 診療画像技術学，南江堂，2012，pp.169-174
4) 岡部哲夫，藤田広志（編）：新・医用放射線科学講座 医用画像工学．第2編 デジタル画像論，第2章 デジタルラジオグラフィの画質，医歯薬出版，2010，pp.87-89

参考資料提供業者

富士フイルムメディカル（株）
GEヘルスケア・ジャパン（株）
キヤノンライフケアソリューションズ（株）
島津製作所（株）

2 血管造影・DSA 検査部門

保川裕二
埼玉県済生会川口総合病院診療放射線部

概　要

　血管造影検査は主として血管撮影装置を使用し，血管内に造影剤（ヨード系等）を注入して血管像を得ることを目的とする検査である．

　撮像方法としては，X線透視，DA（digital angiography）撮影，DSA（digital subtraction angiography）などがある．

　現在，血管撮影装置に搭載されているX線検出器の主流はI.I.（image intensifier）からFPD（flat panel detector）へと移り，さらに画像処理技術の向上もあり，より高精細な画像を得ることが可能となった．それに伴い，画像ガイド下で経皮的に行う治療手技（IVR：interventional radiology）も，より高度なものへと進歩している．

　装置の概略およびFPDの原理を以下に示す．

構成図

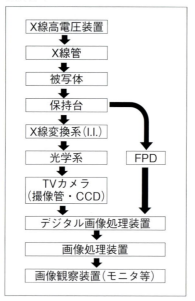

FPDシステムの撮像の原理

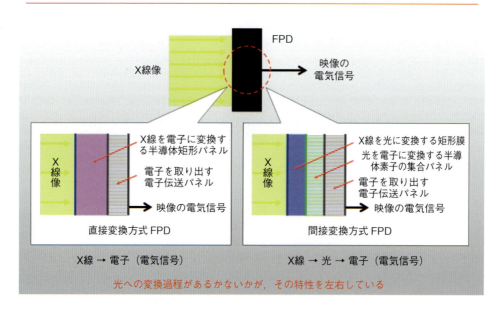

直接変換方式と間接変換方式

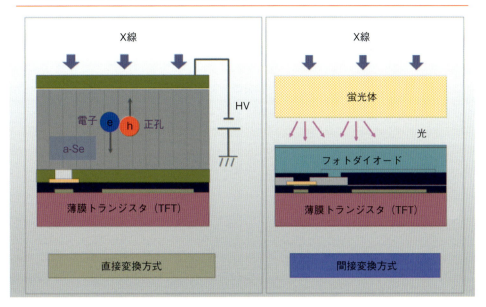

血管造影検査でのアーチファクト

　現在の血管撮影装置は，検出器にFPDを搭載したものが主流となっている．それに伴い，本章のアーチファクトはフィルム-スクリーン系の事例は除かせていただき，デジタル系における事例を提示させていただいた．

　アーチファクトの原因は多岐に及ぶが，主な傾向としては，①装置管理に起因するもの，②患者に起因するもの（呼吸や体動），③画像処理に起因するもの（フィルター処理など）が挙げられる．今回はどの施設でも起こりうるそれらの事例を，画像とともに提示する．

1. 像ひずみ（FPD vs. I.I.）

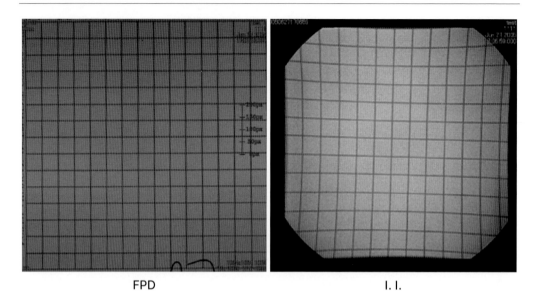

FPD　　　　　　　　　　　　　I.I.

◆現象

画像はFPDとI.I.でグリッドを撮影し，像ひずみを比較したものである．FPDで得られた画像には像ひずみがないことがわかる．

◆原因

I.I.で得られた画像はその構造上，相当する入力画像に対して完全に比例していない．よって像ひずみが生じる．

◆対策

近年，血管撮影装置はFPDが主流となっているが，I.I.搭載の装置を使用する場合は像ひずみの程度を把握し，検査を行う必要がある．

2. 装置に付着した造影剤

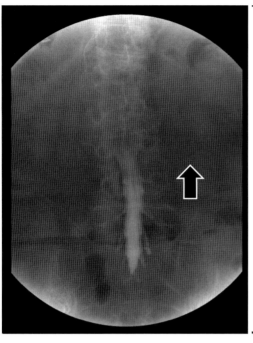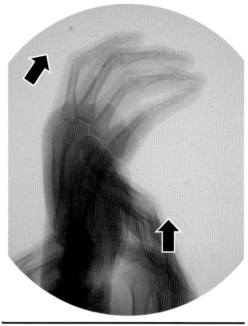

◆現象

　装置に付着している造影剤が映りこんでいるものである．左の画像は腎臓に重なり，結石のように写っている．

◆原因

　検査中に何らかの理由で造影剤が装置に付着することによる．

◆対策

　検査中に造影剤が装置に付着することはよくあることである．しかし，場所によっては画像のように病変のように写ってしまう．造影剤は管球側，検出器側両方に付着する可能性があるため，始業点検，終業点検時はもちろんのこと，検査ごとに確認し，装置だけでなく検査室内に飛散した造影剤や血液等の清掃は必要である．

　また，管球や検出器のカバーにも付着する可能性があるので，注意が必要である．

3. モーションアーチファクト（DSA の呼吸によるもの）

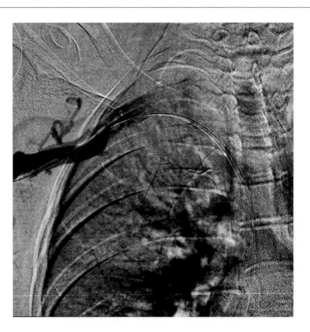

◆現象

画像は DSA にて右腕頭静脈を撮影した際に，呼吸と体動により画像が不鮮明となっている．

◆原因

患者の呼吸や体動によるもの．

◆対策

検査前に患者に検査内容を説明し，協力を求めることが重要である．

また，呼吸の制御が難しい場合は，画像処理により動きの補正を行う．

◆ワンポイントアドバイス

DSA 撮影時に呼吸制御が難しい場合は，オリジナルのマスク像を造影後の任意の画像をマスク像として使用することにより，障害陰影などを除去することが可能である．

4. モーションアーチファクト（患者の体動）

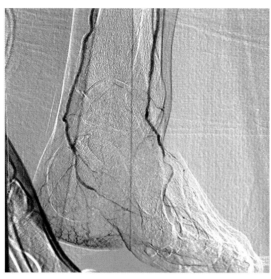 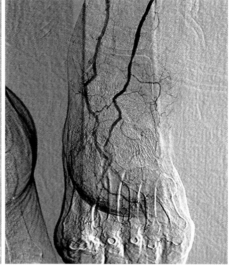

◆現象

　画像は DSA による下肢動脈撮影である．患者の動きにより画像が不鮮明となっている．また，反対側の下肢も映りこんでいる．

◆原因

　撮影時の患者の動きによるもの．

◆対策

　DSA による末梢血管の撮影では，血管も細くなり細かい分岐も多くなる．そのため，少しの動きでも血管の描出ができなくなる．対策としては，検査開始時，撮影時に患者に動かないよう協力を求めることに加え，患者了承のうえ固定することも重要である．

　また，画像処理により動きの補正を行う．

5. モーションアーチファクト（蠕動運動）

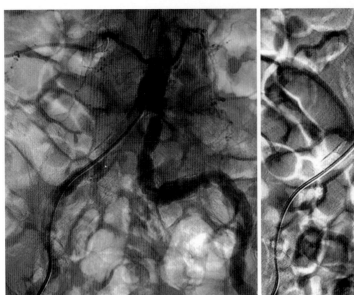
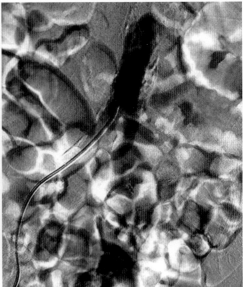

◆現象
画像はDSAによる腹部大動脈から総腸骨動脈撮影である．腸管ガスの動きにより血管が途切れてしまっている．

◆原因
患者の呼吸，体動もあるが，腸管の蠕動運動が主な原因と考えられる．

◆対策
検査開始時および撮影時に，患者によく説明し協力を求めることは重要である．
蠕動運動を抑えるためには，副交感神経遮断薬の使用，腹帯等による固定も必要である．
また，画像処理により動きを補正することも重要である．

6. モーションアーチファクト（頭部）

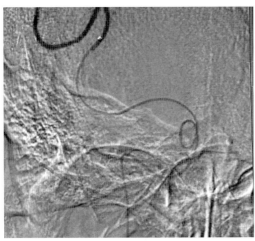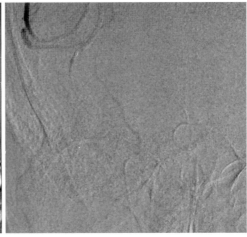

◆現象

　画像は頭部のDSA画像である．治療に最適な角度で撮影しているが，画像が不鮮明でカテーテルが視認できない部分がある．

◆原因

　患者の動きによるもの．

◆対策

　脳血管治療ではさまざまな角度で撮影し，治療を行う．撮影方向によっては頭蓋底や副鼻腔など複雑な骨構造の部位が重なってしまうため，体動を抑制することは重要である．

　また，ピクセルシフトなどの画像処理を行い，動きを補正することも必要である．

7. モーションアーチファクト（腹部）

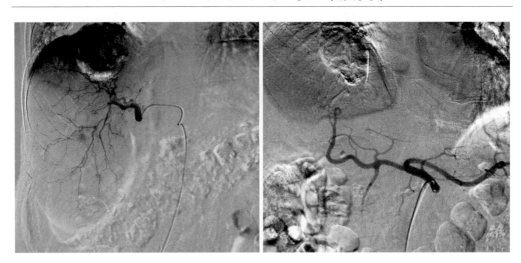

◆現象

画像はDSAによる腹腔動脈および固有肝動脈の撮影である．黒つぶれ等により血管が不鮮明である．

◆原因

患者の呼吸および蠕動運動によるもの．

◆対策

肝臓をターゲットとした腹腔動脈や上腸間膜動脈の撮影時には，呼吸により下肺野が入ってくるため，動きと同時にハレーションも起きてしまう．対策としては患者に息止めの説明をし，協力を求めることが重要である．また，ハレーション防止フィルターの使用も必要である．

動きの補正として，リマスキングなどの画像処理も行う必要がある．

8. フィルター入れ忘れ（頭部）

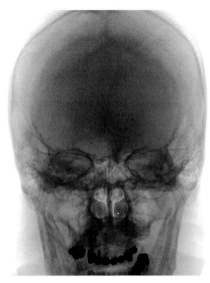
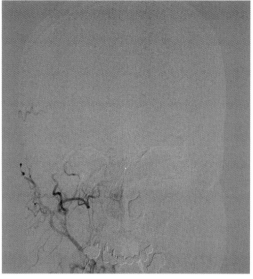

◆現象

　画像はDSAによる右外頸動脈撮影である．撮影時にフィルターを入れていなかったため，血管が途切れたようになっている．

◆原因

　ハレーション防止フィルターを挿入していなかったためのハレーションが原因．

◆対策

　頭部の撮影では，細い血管が表面を覆っているため，ハレーションにより血管が消失してしまう可能性が高い．装置付属のハレーション防止フィルターを使用することは必須である．また，撮影時に管球側に鉛を置くなど，物理的なフィルターを使用する場合もある．

9. ハレーション防止フィルター

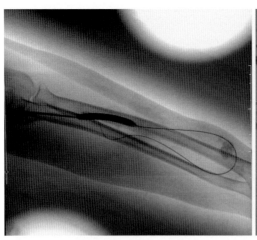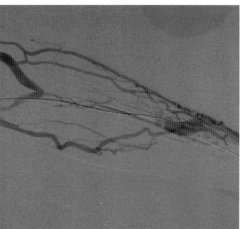

◆現象

画像は上肢シャントPTAの画像である．透視画像で腕を挟むように球形のハレーションが確認できる．

◆原因

装置付属のハレーション防止フィルターの形状によるもの．

◆対策

ハレーション防止フィルターの形状は装置により異なるため，装置の特性を把握し，検査を行うことが重要である．画像ではフィルターの形状を利用し，治療部位に影響はない範囲でハレーションを防止している．

10. コーンビーム CT

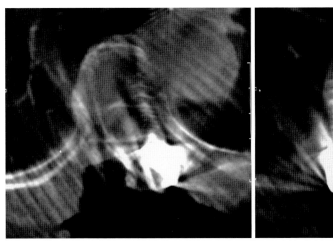
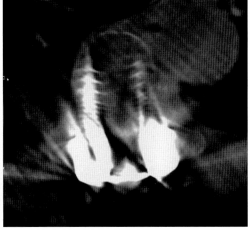

◆現象

画像は椎体術後の金属による強いメタルアーチファクトである．

◆原因

非常に高い吸収係数の物質が被写体内に存在した場合，その部分の投影データが不完全となるために起こる．

◆対策

コーンビーム CT は血管造影検査室だけでなく，手術室でも行われている．メタルアーチファクトは完全に防ぐことはできないが，ナビゲーションのように用途によって必要な検査である．したがって，医師とコミュニケーションをとりながら，治療に有用な画像を提供することが重要である．

11. コーンビーム CT

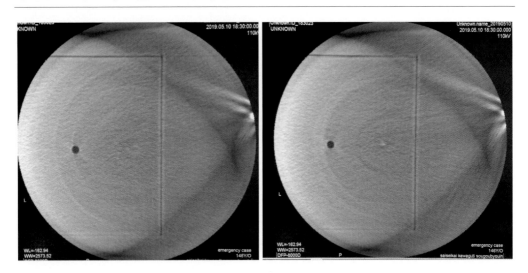

◆現象

画像は患者の体側に血圧計の接続部がある場合のコーンビーム CT 画像（ファントム）である．シャワー状にアーチファクトを確認できる．

◆原因

検査時のモニターライン等が撮影範囲に含まれたものによる．

◆対策

血管造影検査室では患者のバイタルサインを確認するために，あらゆるラインが装着されている．特に X 線不透過のものは，コーンビーム CT 撮影時には撮影範囲に入らないよう注意する必要がある．

参考文献

1) 中村　實（監），金森勇雄，井戸靖司，幅　浩嗣，他（編著）：X線造影検査の実践．医療科学社，2002，pp.18-26
2) 栗林幸夫，中村健治，廣田省三，他（編）：IVRマニュアル　第2版．医学書院，2011，pp.356-363
3) 宗近宏次（監），中澤靖夫（編）：診療放射線技師　画像検査フルコース　改訂第2版．メジカルビュー社，2010，pp.112-113, 172-175

3 X線CT部門

富田博信・城處洋輔

埼玉県済生会川口総合病院診療放射線部

概　要

　X線CT（computed tomography）装置は，被写体を透過したX線を検出器で受け，コンピュータにより再構成を行うことで画像を表示する．画像を構成する画素値はX線が被写体を通過する際の減弱度合いにより決定されるが，各物質の組成や厚みによってX線吸収量が異なるため，水の減弱係数を基準とした相対値としてのCT値で表現される．

$$CT値 = \frac{\mu_t - \mu_w}{\mu_w} \times k$$

　μ_t：組織のX線減弱係数
　μ_w：水のX線減弱係数
　k：定数＝1000

　装置の構成としては大きく分けると，寝台，ガントリ（X線管，コリメータ，検出器），画像再構成コンピュータ，高電圧発生装置，コンソールなどから成る．スキャン方式により分類されるが，本章では現在主流であるX線管と対向した扇形の検出器が被写体の周りを回転する第3世代方式におけるアーチファクトについて，画像再構成の基礎をふまえて解説する．

Rawデータ（サイノグラム）

　被写体を透過したX線は検出器のChannel（横軸）にカウントされ，X線管が回転しながら各投影位置となるView（縦軸）を埋めることでサイノグラムを得ることができる（図1）．このサイノグラムはアーチファクトの形状と関係があり，データ収集系の故障箇所を想定することも可能である．

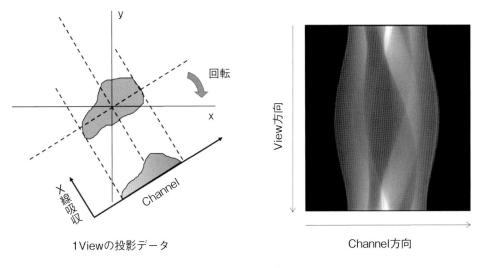

図1　サイノグラム

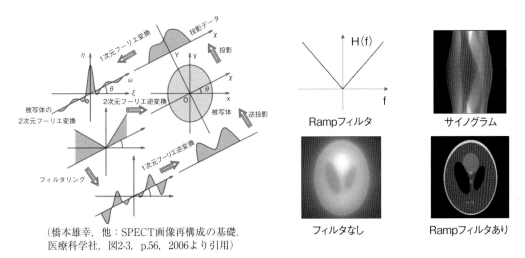

(橋本雄幸, 他：SPECT画像再構成の基礎. 医療科学社, 図2-3, p.56, 2006より引用)

図2　フィルタ補正逆投影法の流れ

画像再構成

　CTの画像再構成については，代表的な手法であるフィルタ補正逆投影法を例にすると，サイノグラムから1回転分の投影データをフーリエ変換することで周波数空間に変換する．ここで単純に逆投影しただけでは被写体の周囲がボケてしまうので，フィルタをかけてからフーリエ逆変換により実空間に変換し，逆投影することで画像化する．このフィルタが再構成関数であり，空間分解能やノイズ特性を調整することが可能となる（図2）．

体軸方向の補間

ノンヘリカルスキャンにおける画像再構成では同一断面において，360度分の投影データを利用することができるが，ヘリカルスキャンではらせん軌道となり，同一断面における投影データが存在しないため補間再構成が必要となる．シングルスライスCTでは360度補間再構成や180度補間再構成などの線形補間により処理されるが，マルチスライスCTでは検出器の多列化によりコーン角を考慮した画像再構成が必要であり，斜平面を合成した2次元再構成や，Feldkampらの方法ではコーンビームを傾斜したファンビームの集合として考え，目的断面の投影位置に対応した検出器のデータを用いた3次元再構成などさまざまな手法が考案されている．

アーチファクトについては，前述のCT値の算出や画像再構成の過程でなんらかの要因で異常が発生した場合に生じる擬似画像ということになる．

心電同期画像再構成

心臓を撮影するためには，拍動と同期させモーションアーチファクトを低減させる必要があり，心電図のR波に同期させてある心位相のみX線を照射するプロスペクティブ心電同期撮影法と，ヘリカルスキャンにて撮影を行い後から適切な心位相を選択するレトロスペクティブ心電同期撮影法がある．また，後者では1心拍から1画像を再構成するハーフ再構成と複数心拍から1画像を再構成するセグメント再構成がある．セグメント再構成では複数心拍から1画像を再構成するため，セグメント数が多いほど時間分解能は向上するが，同一位相で異なる角度の投影データが必要であり，心拍数と回転時間によって変動する．また同一心位相であっても，冠動脈は必ずしも同じ位置とは限らないことがリミテーションとして挙げられる．

アーチファクトの発生機序（図3）

1．ストリーク状アーチファクト

特定のViewで特定のChannelからのデータが出力異常の場合に現れる線状のアーチファクトであり，サイノグラムでは点状の異常データが認められる．検出系の故障ではあるが，常にデータが出力されないということではなく，ある時にある検出器が故障したか，もしくはデータ収集系の回路動作不良や接触不良などが疑われる．

2．リング状アーチファクト

すべてのViewにおいて特定のChannelからのデータが出力異常の場合に現れるリング状のアーチファクトであり，サイノグラムでは特定のChannelでY軸に平行な線状の異常データが認められる．特定の検出器における故障であるが，検出器間の感度補正が適切でない場合にも発生する．

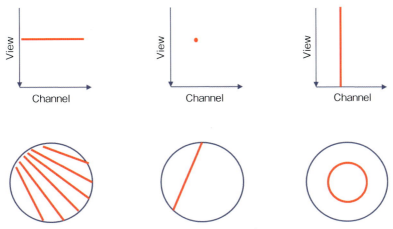

図3　アーチファクトとサイノグラムの関係

3. シャワー状アーチファクト

　特定のViewですべてのChannelからのデータが出力異常の場合に現れるシャワー状のアーチファクトであり，サイノグラムでは特定のViewでX軸に平行な線状の異常データが認められる．ある時にすべての検出器の故障，もしくはある時にX線が出力されなかったことが原因であり，X線管の放電やDAS（data acquisition system，データ収集装置）の不良などが疑われる．

　上記以外にも，ビームハードニングアーチファクト，モーションアーチファクト，不完全な投影データによるアーチファクトなど，さまざまな要因によりアーチファクトが発生し，画像診断に支障をきたす可能性がある．

1. ストリークアーチファクト

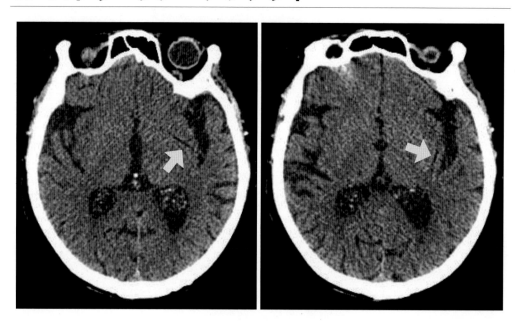

◆**現象**

頭部CT画像において，接線状（猫ひげ状）にストリークアーチファクト（矢印）を認めた．画像はアーチファクトが視認しやすいよう薄いスライス厚で再構成したものである．

◆**原因**

特定のChannelにおける初期の故障状態であり，複数のView（投影方向）で異常が生じた場合に現れる．故障状態がすべてのViewにおいて発生した場合はリング状のアーチファクトとなる．

◆**対策**

アーチファクト該当箇所における検出器の交換にて改善される．

◆**ワンポイントアドバイス**

アーチファクトが1本か複数か，接線状かランダムかで故障箇所を判定するポイントとなる．

2. ストリークアーチファクト

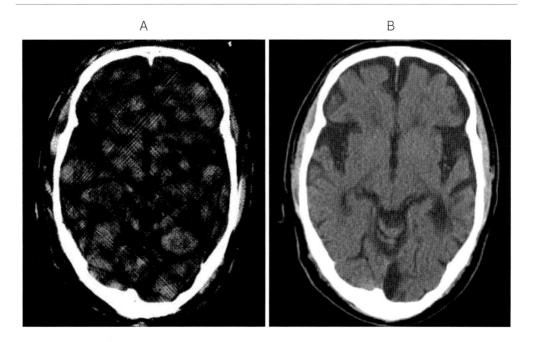

◆現象

頭部 CT 画像において，ランダムなストリークアーチファクト（写真 A）を認めた．

◆原因

アーチファクトの方向に規則性がなく，本症例では画像再構成エラーにより異常データが混入した．

◆対策

装置再起動により改善が認められない場合は，画像再構成用の基盤交換が必要とされる．

◆ワンポイントアドバイス

投影データに異常がないかサイノグラムで確認し，原因が特定されないときは再度再構成を行うと正常な画像を得られることもある（写真 B）．

3. リング状アーチファクト

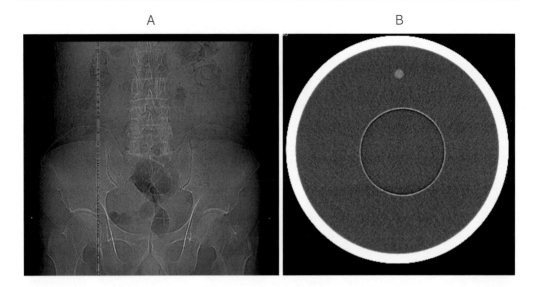

◆現象

　位置決め画像（写真 A）に線状のアーチファクトを認めた．また，水ファントム画像（写真 B）ではリング状にデータ欠損を認めた．

◆原因

　特定の検出器において，すべての投影方向から信号が発生されず，リング状のアーチファクトを形成した．

◆対策

　完全に補修するためには検出器交換が必要であるが，このようなアーチファクトが発生する前には弱いリングとしての兆候が現れることもあるため，早期の対応が賢明である．

◆ワンポイントアドバイス

　不良検出器を特定し，隣り合う検出器同士の補完計算を行わせることで，一時的には補正は可能である．

4. シャワー状アーチファクト

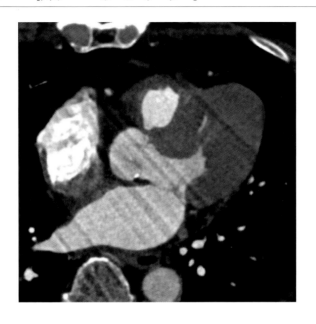

◆現象
冠動脈 CT 画像において，固定方向からシャワー状にアーチファクトを認めた．

◆原因
X 線管の微小放電により，ある時の X 線出力に異常が生じた状態であった．サイノグラムでは特定の View ですべての Channel からのデータが出力異常となった状態である．

◆対策
ウォームアップを行い，改善しない場合は X 線管の交換が必要とされる．

◆ワンポイントアドバイス
ガントリなどに造影剤が付着していたり，FOV（field of view，撮像範囲）外に高吸収物が存在するときもシャワー状のアーチファクトが発生するが，FOV を大きく設定しシャワーの発生源とされる交線の位置を推測することで異常箇所判定のポイントとなる．また，DAS の不良など検出器側の異常の可能性も考慮する必要がある．

5. ビームハードニングアーチファクト

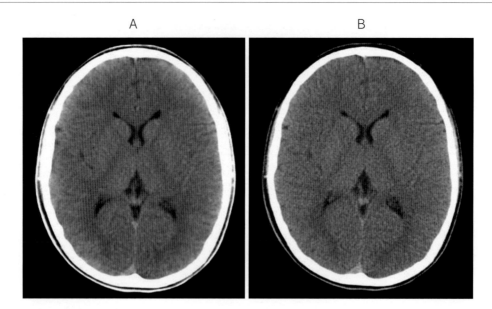

A　　　　　　　　B

◆現象
　頭部 CT 画像において，頭蓋骨直下の脳実質領域に CT 値上昇を認めた（写真 A）．

◆原因
　頭蓋骨を通過した連続 X 線は低いエネルギー成分が吸収され，高いエネルギーの分布を持ったX線となり，同じ吸収体を透過してもX線減弱率は同じにならず画像の中心部の CT 値が辺縁部より低くなった．

◆対策
　ビームハードニング補正（BHC：beam hardening correction）処理により，頭蓋骨と脳実質の境界においても均一な画像となる（写真 B）．補正方法としては，再構成を 2 回繰り返すことが基本であり，はじめに CT 値の閾値によって骨だけの画像を抽出し，この骨画像を再投影することで骨のX線透過長を求め，補正テーブルにより元画像を補正して 2 度目の再構成を行う．

◆ワンポイントアドバイス
　頭部と同様に骨の影響を受けやすい肩や骨盤部などにも応用できる．また，補正しきれなかった場合，中心部分の CT 値低下をカッピング，過補正による CT 値上昇をキャッピングという．

6. 再構成関数によるCT値の変化

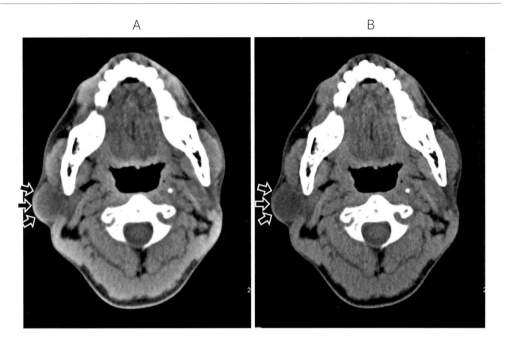

◆ 現象

> 頸部CT画像の皮膚表面付近において，CT値の上昇を認め，炎症疾患など診断の妨げとなった（写真A）．

◆ 原因

再構成関数におけるビームハードニング補正方法や強度の違いにより，表面付近のCT値が変動した．

◆ 対策

再構成関数の特性を把握し，最適な関数を選択する．

7. 再構成関数による CT 値の変化

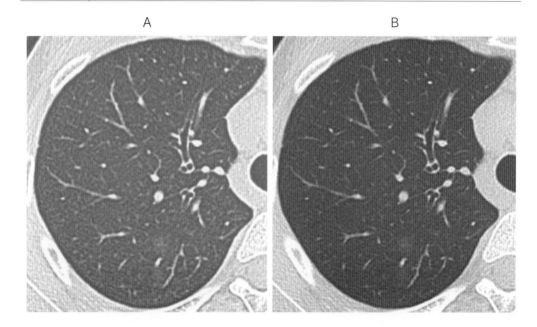

◆現象

胸部 CT 画像において，胸膜付近が黒く縁取られ，薄い気胸のように描出された(写真 A)．

◆原因

高周波強調再構成関数のエッジ強調により，胸膜付近に CT 値の低下（アンダーシュート）が生じた．

◆対策

アンダーシュートを抑制した高周波強調再構成関数を選択する（写真 B）．

8. ダークバンド状アーチファクト

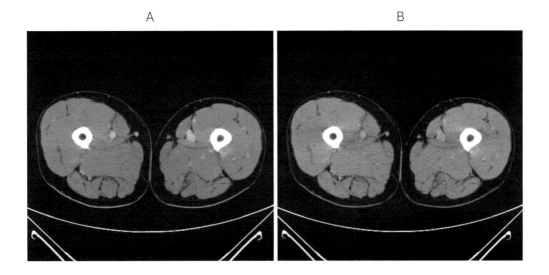

A B

◆現象

　下肢静脈 CT 画像において，大腿骨内側に低吸収域を示すダークバンド状のアーチファクトが発生した（写真 A）．

◆原因

　ビームハードニングによる線質の変化により，CT 値の低下が生じた．

◆対策

　ビームハードニング補正処理のある再構成関数の選択や，症例では Dual Energy による仮想単色 X 線画像を利用することで改善された（写真 B）．

◆ワンポイントアドバイス

　ビームハードニングは連続 X 線を利用している限りどのような物質でも起こり，特に X 線吸収が大きい物質では顕著に現れる．

9. ヘリカルアーチファクト

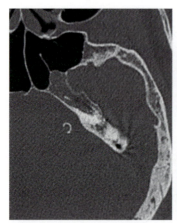

A

B

0.6mm×32，体軸方向の倍密サンプリングあり

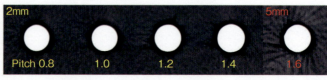

1.5mm×6，体軸方向の倍密サンプリングなし

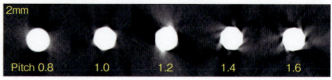

◆現象

頭部CT画像において，錐体骨に風車状のヘリカルアーチファクトを認めた（写真A）．

◆原因

マルチスライスCTの再構成では検出器間のデータを角度に応じて補間するため，各検出器のデータの粗密により風車状のアーチファクトが生じる．ピッチファクタが高くなることで収集する信号の間隔が大きくなり，元の信号を再現できなくなっている（写真B）．

◆対策

ピッチファクタを低くすることや，体軸方向のサンプリングを密にすることで改善する．

◆ワンポイントアドバイス

使用装置によってどのピッチファクタであればアーチファクトが出現しないかを把握して，撮影プロトコールを設定することが重要である．

10. コーン角におけるアーチファクト

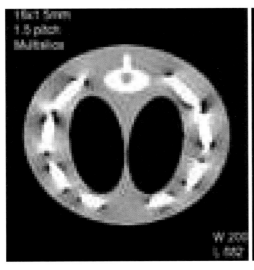
A

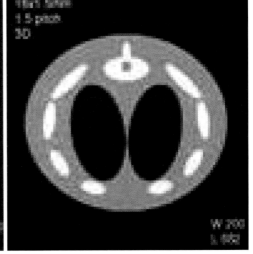
B

◆現象

　胸部ファントム画像において，肋骨辺縁部にアーチファクトを認めた（写真A）．

◆原因

　コーン角の増大により，X線管が対向した位置において異なるViewとなることや，データが複数スライス面をまたがって透過し，外側スライスほど投影データが斜入することで生じる．

◆対策

　コーン角を考慮した画像再構成法（Feldkamp）を用いることで改善した（写真B）．

◆ワンポイントアドバイス

　コーン角における影響は4列まではほぼ影響はないが，8列以上ではアーチファクトが顕著となるため，コーン角を考慮した再構成の適応が必要となる．

11. 後頭蓋窩部のアーチファクト

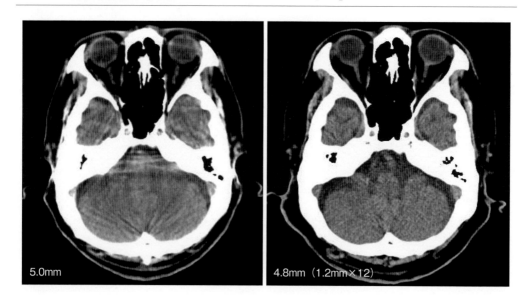

◆現象
左右の錐体部や内後頭隆起などからアーチファクトが発生した．

◆原因
吸収係数の高い骨で囲まれた領域では，非線形なパーシャルボリューム効果とビームハードニング効果によりアーチファクトが生じる．

◆対策
薄いスライスを加算することでアーチファクトを低減することができる．

◆ワンポイントアドバイス
スライス厚が厚い場合，焦点側と検出器側でビーム幅が異なるため，取得データに差がアーチファクトとなる．

12. Stair Step アーチファクト

A	B
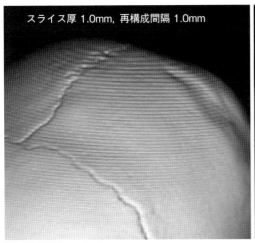 スライス厚 1.0mm, 再構成間隔 1.0mm	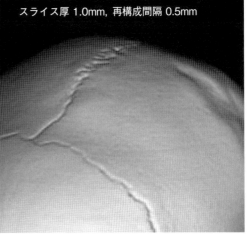 スライス厚 1.0mm, 再構成間隔 0.5mm

◆現象

頭部 3DCT 画像において，頭頂部にかけて階段状のアーチファクトを認めた（写真 A）．

◆原因

再構成間隔が広いために起こるエリアシング効果である．

◆対策

再構成間隔を狭くすることで軽減することができ，サンプリング定理からは再構成間隔はスライス厚の 1/2 が推奨される（写真 B）．

◆ワンポイントアドバイス

Stair Step アーチファクトは体軸方向に角度のある対象に対し，3D または MPR（multi planar reconstruction，多断面再構成像）を表示した画像で観察される．

13. 線量不足

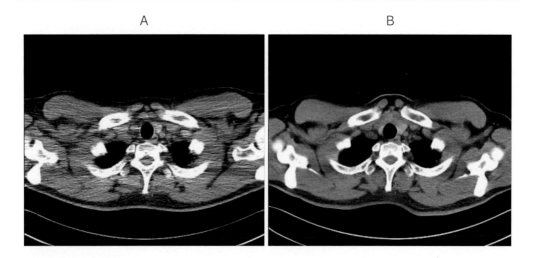

◆現象

胸部 CT 画像において，肺尖部に多数の細かい線状のアーチファクトが左右方向に発生した（写真 A）．

◆原因

高吸収体が X 線の通過経路に存在すると，検出器に入射するフォトンが減少してノイズが増加し，投影経路に沿って線状のアーチファクトが生じる．特に肩部では左右と前後方向の透過長の変化率が大きいため，フォトン不足によりストリークアーチファクトが生じる．

◆対策

単純に線量の増加により改善は見られるが（写真 B），管電圧を高くすることで X 線管への付加を軽減し，検出器に到達するフォトン不足を抑えることでもアーチファクトを低減することが可能である．

◆ワンポイントアドバイス

装置によっては再構成過程において，投影データに対しノイズ低減処理を行うことでストリークアーチファクトを低減する技術もある．

14. 線量不足

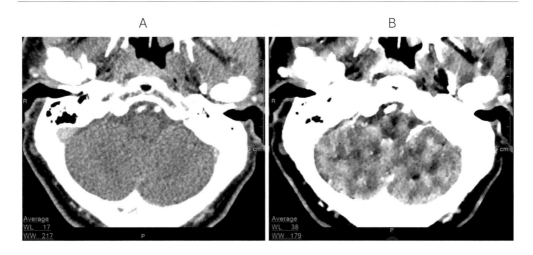

◆現象

Dual Energyによる仮想単色X線画像において，低線量では低エネルギーのときにテクスチャーの変化を認めた（写真B）．

◆原因

仮想単色X線画像では低エネルギーほどノイズ増加が顕著であり，再構成の過程でノイズ低減処理が行われている．本症例では低線量で撮影したため，ノイズ低減処理がさらに強く行われたことによりアーチファクトが生じた．

◆対策

実質臓器の診断を目的とする際は装置や撮影線量にも依存するが，仮想単色X線画像のエネルギーを過度に低く設定しないことが必要である．

◆ワンポイントアドバイス

テクスチャーの変化はNPS（noise power spectrum）の低周波成分の変化と同様な傾向を示すため，各エネルギーにおけるNPSを把握したうえで使用することが推奨される．

15. モーションアーチファクト

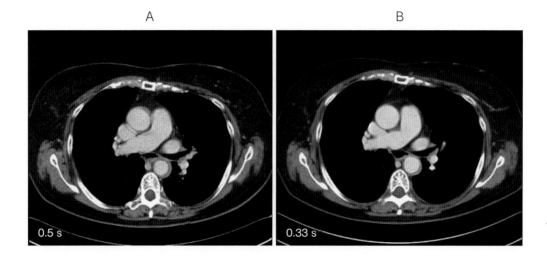

◆現象

胸部CT画像において，心臓の拍動に起因するモーションアートファクトを上行大動脈に認め，解離性大動脈のような低吸収領域を認めた（写真A）．

◆原因

心臓の拍動により現れるアーチファクトで，特にデータ収集時間と対象部の動く時間が同程度のときに強く現れる．

◆対策

回転時間を短くすることで時間分解能が向上し，より静止した画像を得ることができる（写真B）．

◆ワンポイントアドバイス

動きの振幅が大きいほどアーチファクトは明瞭に現れるため，下行大動脈より上行大動脈のほうが現れやすい．確実に評価するためには心電同期撮影を用いることもある．心臓の拍動は隣接する臓器にアーチファクトを生じる可能性があるため注意が必要である．

16. モーションアーチファクト

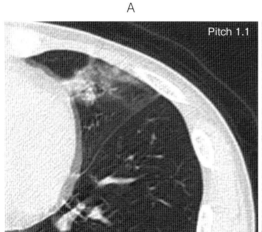
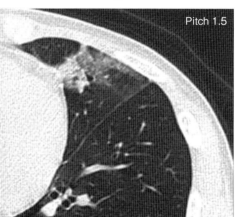

A　Pitch 1.1　　B　Pitch 1.5

◆**現象**

胸部 CT 画像において，心臓の拍動により左肺の炎症部位における視認性が低下した（写真 A）．

◆**原因**

心臓の拍動が隣接する臓器に伝わり，モーションアーチファクトが生じた．

◆**対策**

回転時間を短く，ピッチファクタを高くすることで時間分解能を向上させる．

◆**ワンポイントアドバイス**

時間分解能を向上させた際に，ビュー数の低下による空間分解能低下に注意する必要がある．

17. モーションアーチファクト

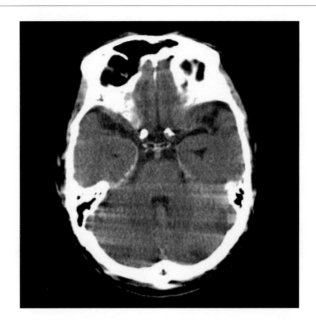

◆**現象**

頭部 CT 画像において，左右に走る太い線状のアーチファクトを認める．

◆**原因**

被検者の体動によるアーチファクトであり，この症例では主に左右方向に動いたことによる．

◆**対策**

撮影時の固定を確実に行うことや，必要な画質を担保した撮影時間の短縮で改善される．

◆**ワンポイントアドバイス**

被検者の体動を再構成時に補正するソフトウェアを使用することで低減される場合がある．

18. モーションアーチファクト

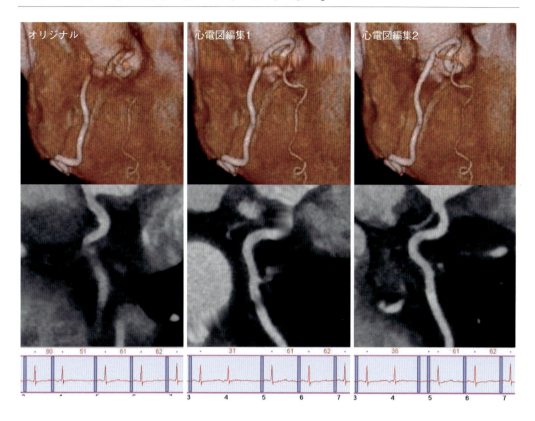

◆現象

冠動脈 CT 画像において，心房性期外収縮（PAC：premature atrial contraction）によりモーションアーチファクトが発生し，血管の連続性に乏しい画像となった．

◆原因

緩速流入期が短縮し，装置の時間分解能では静止画像を得ることができなかった．

◆対策

心電図編集により改善される場合がある．

◆ワンポイントアドバイス

図では RR 間隔の短縮箇所を単純に使用しなければモーションアーチファクトは改善されるが，本症例ではデータ欠損が生じてしまい，RR 間隔の延長した箇所に再構成位相を追加することで改善された．

19. メタルアーチファクト

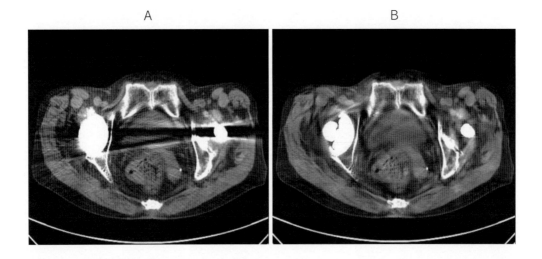

◆現象

人工股関節置換術により，左右の人工股関節から帯状のアーチファクトが発生した（写真A）.

◆原因

金属などの吸収係数の非常に高い物質が存在する場合，ストリーク状のアーチファクトが生じる.

◆対策

アーチファクト除去プログラムの使用で改善される場合がある（写真B）.

◆ワンポイントアドバイス

アーチファクトの強度は金属の材質や位置にも依存する.

20. ブルーミングアーチファクト

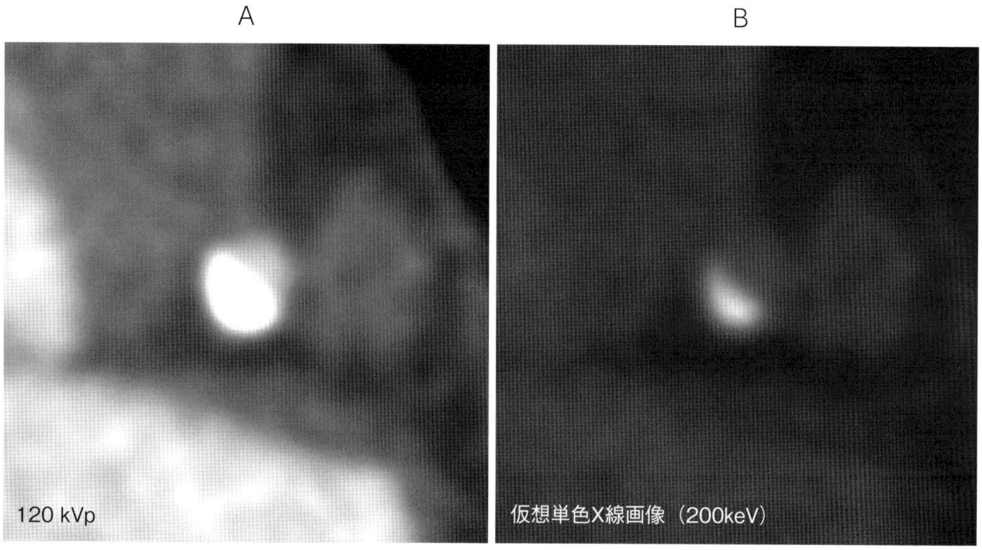

A | B

120 kVp | 仮想単色X線画像（200keV）

◆**現象**

冠動脈石灰化CT画像において，CT値の高い石灰化は血管内腔における狭窄を過大評価してしまう．

◆**原因**

CT装置の分解能の制約によって，高吸収体では実際よりも大きく表示される．

◆**対策**

高周波強調再構成関数など，空間分解能を向上させることで改善が期待できる．

◆**ワンポイントアドバイス**

Dual Energyの仮想単色X線画像を用い，高いエネルギーを利用することでも軽減することができる（写真B）．

21. 帯状アーチファクト

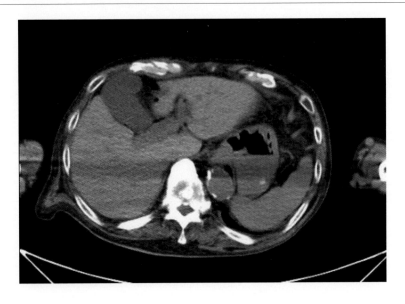

◆現象

腹部 CT 画像において，両側より帯（バンド）状のアーチファクトを認めた．

◆原因

被検者の両腕によるアーチファクトである．

◆対策

両腕を挙上が困難な場合は，片腕だけでも挙げると改善される．また，X 線吸収の高い腹部の真横に腕があるとアーチファクトは顕著となるので，両腕を前方に添えることでも軽減することができる．

◆ワンポイントアドバイス

腕を前方にすることが困難な場合は，少し背部を高くして腕を後方にすることでも改善される．

22. 空気相に接する液面からのアーチファクト

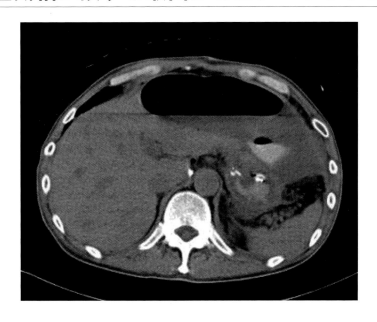

◆現象

腹部CT画像において，液面から側方にストリーク状のアーチファクトが生じ，肝臓診断の妨げとなった．

◆原因

液面方向でX線吸収に大きな差（水と空気）があるため生じたアーチファクトである．

◆対策

患者体位を変化させてアーチファクトの方向を変える．

23. 造影剤によるアーチファクト

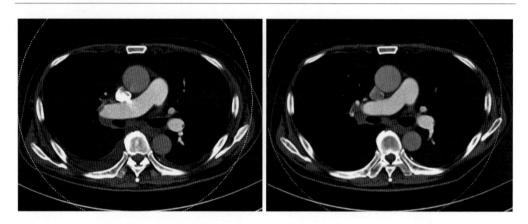

◆現象

肺動脈塞栓症疑いで造影検査を行った症例であるが，上大静脈に流入する造影剤により右肺動脈にアーチファクトを生じ，診断の妨げとなった．

◆原因

X線吸収が高い高濃度の造影剤によるアーチファクトである．

◆対策

生理食塩液の後押しなど，上大静脈内における造影剤の濃度を下げることで改善される．

◆ワンポイントアドバイス

造影剤と生理食塩液の混合注入でもアーチファクト低減が可能である．

24. 造影剤によるアーチファクト

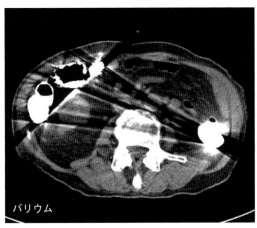
バリウム

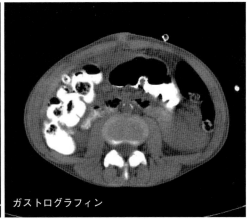
ガストログラフィン

◆現象

腹部CT画像において，腸管内に残留しているバリウムにより，アーチファクトを生じ診断の妨げとなった．

◆原因

X線吸収が高い造影剤によるアーチファクトである．

◆対策

金属アーチファクト低減処理を用いることや，時間に猶予がある場合は排泄を待ってから撮影する．

◆ワンポイントアドバイス

ガストログラフィンでは比較的X線の吸収が低く，アーチファクトは少ない．

25. 重力効果

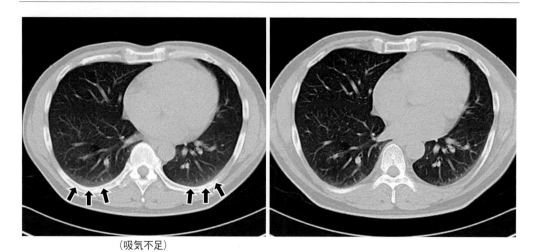

（吸気不足）

◆現象

胸部CT画像において，肺の背側ほど濃度上昇を認め，間質性肺炎などの鑑別に妨げとなった．

◆原因

吸気不足により肺実質の圧排による虚脱により，X線吸収が高くなった．

◆対策

深吸気で撮影できない場合は，腹臥位で撮影．画像は深吸気で再撮影し，肺野濃度が改善されている．

26. 表示画素数による描出能の違い

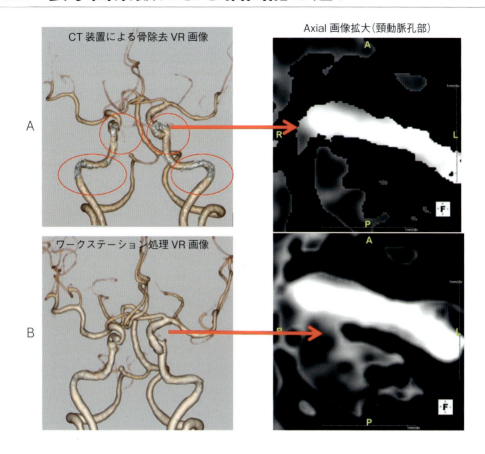

◆現象

　CT装置におけるサブトラクションでは，血管表面にピクセルによる凹凸が目立っている（写真A）.

◆原因

　CT装置のDual Energy処置画像は512×512マトリックス以下になるため，サブトラクション処理をするとピクセルによる影響が生じた.

◆対策

　ワークステーションにより，1024×1024マトリックスにすることで血管辺縁の描出能に向上が見られる（写真B）.

参考文献

1) 木暮陽介, 小川正人, 萩原芳広（編著）：これだけは習得しようCT検査—診療放射線技師のために. ピラールプレス, 2015, pp.36-59
2) 日本放射線技師学会（監）, 山口　功, 市川勝弘, 辻岡勝美, 他（編）：CT撮影技術学 改訂3版. オーム社, 2017, pp.20-73
3) 金森勇雄, 藤野明俊, 丹羽政美（編著）：改訂X線CT検査の実践. 医療科学社, 2015, pp.10-65

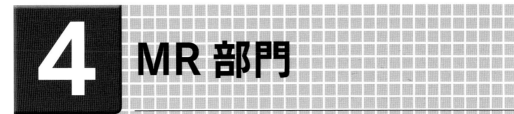

4 MR 部門

小笠原貴史・的場将平・熊代正行
倉敷中央病院放射線技術部

概　要

　1946 年に Bloch により NMR（nuclear magnetic resonance）現象が発見され，1982 年頃から国内でも MRI（magnetic resonance imaging）の臨床応用が始まった．MRI では磁場と電磁波を用いて生体に含まれる水素の原子核の分布を画像化している．静磁場強度も高磁場化へ進み，3.0 T（Tesla）装置の普及だけでなく，現在では薬事未承認ではあるが 7.0 T 装置も国内で稼働している．さらにパラレルイメージングや圧縮センシング等の技術の登場により，高速化や高分解能化も可能となった．

原　理

　MRI で対象となるのは，陽子か中性子のどちらか，または両方が奇数である核種で核スピン（nucleus spin）を持つものである．ここで，核スピンとは原子核の自転のことである．核スピンでは電荷を持ったものが回転することにより円電流が生じるため，この原子核は 1 つの棒磁石とみなすことができるようになる．このスピンの強さと方向はベクトル量で表現することができ，これを磁気モーメントと呼ぶ．水素の原子核であるプロトンはスピン量子数（S）が 1/2 であり，磁気モーメントは 2 つの反対方向のエネルギー状態になる．したがって，水素の原子核が強力な外部磁場にさらされると外部磁場に平行な状態と逆平行な状態になる．しかし，この両者のエネルギー状態は若干異なり，外部磁場に平行な状態（エネルギー準位が低い状態）に向くスピンのほうが多くなり，全体のベクトルの和は，外部磁場に平行な状態のスピン成分となる（図1）．これをエネルギーのゼーマン分裂と呼ぶ．また，プロトンが強力な外部磁場にさらされると静磁場を中心にして倒れかけたコマのような回転運動を行う（図2）．これを歳差運動と呼び，このスピードは次のラーモア方程式で示される．

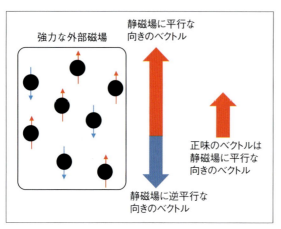

図1 外部磁場にさらされた際のプロトンのベクトル

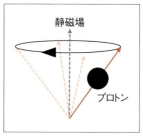

図2 外部磁場にさらされた際のプロトンの歳差運動

$$\omega_0 = \gamma \cdot B_0$$

ここでω_0はプロトンの歳差運動の角周波数（ラーモア周波数：Hz），γは磁気回転比で核種に固有な比例定数〔水素原子の場合は42.58（MHz/T）〕，B_0は静磁場強度（T）である．1.5 TのMRIの装置の場合，プロトンの歳差運動は42.58（MHz/T）×1.5（T）= 63.87（MHz）となる．静磁場強度が大きくなると，ラーモア周波数も大きくなる．

このようにプロトンは強力な外部磁場にさらされているとラーモア周波数で歳差運動を行っているが，ここで外部から同じ周波数のラジオ波（RF波）を受けると共鳴現象を生じ，振動数，周期，位相が一致し同一位相で回転するようになる．MRIではこのRF波はプロトンの回転軸を傾ける働きを持っており，軸を90°傾かせるRFパルスを90°パルス，軸を反対方向に傾かせるパルスを180°パルスと呼ぶ．

RFパルスを受けて高いエネルギー準位にある核スピンは，持っているエネルギーを周りの格子に与えて元のエネルギー準位の低い状態へと戻る．これを縦緩和（T1緩和）またはスピン-格子緩和という．T1値とは縦緩和の時定数であり初期値の63%まで回復するまでの時間をいう．また，RFパルスの印加後に揃った横方向の位相が時間と共に分散して減少する．これを横緩和（T2緩和）またはスピン-スピン緩和という．T2値とは横緩和の時定数で初期値の37%に減少するまでの時間をいう．T1値やT2値が臓器や組織，疾患によって異なるためMRIではT1強調画像やT2強調画像で濃淡が付いた画像を取得することができる．

イメージング

MRIでは，位置情報を取得するために傾斜磁場を印加する．具体的には時間的変動のない外部磁場（静磁場）に傾斜磁場コイルを使って意図的に磁場の均一性を乱すことによって各スピンの空間的位置を把握している．傾斜磁場コイルはX軸，Y軸，Z軸の3軸でそれぞれ直交して配置されており，それらを組み合わせることにより任意の断面を取得することができる．実際の撮像においてはスライス選択傾斜磁場，位相エンコード傾斜磁場，周波数エンコード傾斜

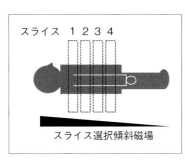

図3 スライス選択傾斜磁場の
印加方法の模式図

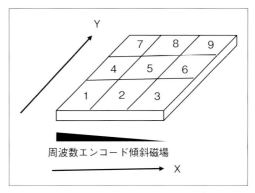

図4 スライス内のエンコーディングの説明

磁場の3つである．

スライス選択傾斜磁場は，RFパルスを印加する際にスライス方向に印加する傾斜磁場である．図3のように体幹部の横断像を得るためにスライス選択傾斜磁場を印加した場合ではスライス1から4にいくにつれ磁場強度が変化する．そのため各スライスで共鳴周波数が異なることとなる．ここで目的のスライスに合わせた周波数のRFパルスを印加することで目的のスライスを選択することができる．

スライス選択傾斜磁場によって，特定のスライスだけを選択することができるが，これだけではそのスライスに含まれるすべての信号を取得するため画像化することができない．そこで位相エンコード傾斜磁場と周波数エンコード傾斜磁場が必要となる．図4のように横断像を3×3のマトリクスに区分した場合を例にすると，周波数エンコード傾斜磁場を印加することでX軸方向の周波数の差が生じる．しかし，このままでは1と4と7，2と5と8，3と6と9はそれぞれ同じ周波数で回転しているため区別することができない．そのためY軸には位相エンコード傾斜磁場を印加する．位相エンコード傾斜磁場はわずかな時間のみ印加して1の行（1.2.3）と4の行（4.5.6）と7の行（7.8.9）の周波数を変えてすぐに傾斜磁場の印加をやめることにより，それぞれの位相だけがずれて元の周波数で回転するようになる．これにより，位相方向の位置情報を取得することができる．このように位相エンコード傾斜磁場と周波数エンコード傾斜磁場を印加することで，図5のように位置情報を取得することができる．実際の撮像では，スライス選択後，位相エンコード傾斜磁場により位相の差をつけ，磁場の不均一による位相のずれを戻すために180°パルスを印加されたスピンは，TE（エコー時間）と呼ばれる90°パルスから180°パルスまでの時間の2倍の時間のあとに位相がそろうためMR信号が発生する．このMR信号が発生する時間に合わせて周波数エンコード傾斜磁場を印加して信号を収集している．しかし，フーリエ変換法では1回の位相エンコードだけでは画像を作ることができないため，位相エンコード数（位相方向の行の数で図5の場合は3回）繰り返さなければならない．したがって，撮像時間は位相エンコード数に比例する．これらのMR信号を受信用コイルで受信し，k-spaceと呼ばれる空間に位相エンコードの順に並べて位置空間の把握を行っている．

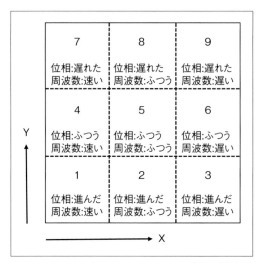

図5 スライス内のエンコーディング後の模式図

パルスシーケンス

MRIでは，RFパルスや傾斜磁場の印加，信号を取得する時間的タイミングをパルスシーケンスによって把握することができる．図6にスピンエコー法のパルスシーケンスを示す．

高速撮像技術

スピンエコー法では，1回のTR（繰り返し時間）では1個の位相エンコードしか行うことができないため時間を要してしまう．特にT2強調画像では一般的に長いTRが必要となるため，かなりの時間がかかり現実的ではない．そこで以下に示す高速撮像技術があり，現在臨床に多く用いられている．

1．高速スピンエコー法

90°パルスを印加後に180°パルスを複数回印加し，得られる信号ごとに位相エンコードを行い，1回のTRで複数個（エコートレイン数＝180°パルスの数）のk-spaceを埋めて撮像時間の短縮を行う（図7）．ただし，複数の180°パルス印加後に収集するエコーの信号は，90°パルス印加直後1回目の信号より後続の信号のほうがT2緩和により小さくなる．これにより，画像上ボケ（blurring）を生じたりする．

2．グラジエントエコー法

励起のためのRFパルス（90°または$α°$パルス）を印加すると非常に大きな信号（FID信号：自由誘導減衰）が出て次第に減少していく．この信号を画像化したものがグラジエントエコー（GRE）である．グラジエントエコー法では，180°再収束パルスを用いずにFID信号を収集し

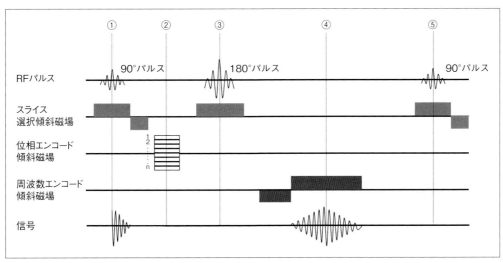

図6 スピンエコー法におけるパルスシーケンス

①まず，スライス選択傾斜磁場を印加し，同時に90°パルスをあて目的のスライスのみを励起させる（直後には反対方向の傾斜磁場を半分だけ印加し，90°パルス印加時にかけた傾斜磁場による位相ずれを補正している）．
②位相のずれを生じさせるために位相エンコード傾斜磁場を印加する．これは，繰り返し時間（TR）ごとに違う傾斜磁場が位相エンコード数だけ印加される．
③再収束パルスである180°パルスを①と同じように印加する．
④③から①～③に要した時間経過した後に周波数エンコード傾斜磁場を印加し信号を収集する．
⑤TR後に再び①から④が繰り返される（位相エンコード数繰り返される）．

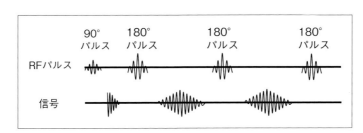

図7 高速スピンエコー法のパルスシーケンス

画像化するためTR，TEを短くでき高速撮像が可能である．ただし，90°パルスを印加し非常に短いTRで繰り返し信号の収集を行うと，縦磁化が回復する前に次の90°パルスが印加され信号が得られなくなるため，グラジエントエコー法では一般的に90°パルスより小さいα°パルスを用いることが多い．ここで，グラジエントエコーのパルスシーケンスを**図8**に示す．周波数エンコード傾斜磁場を印加すると位相がばらけて信号が減少する．そのため，あらかじめ逆方向に傾斜磁場を印加しており，これにより周波数エンコード傾斜磁場印加時に位相をそろえることができる．ただし，180°再収束パルスを用いないため磁場の不均一によって生じた位相のずれは再収束させることができない．

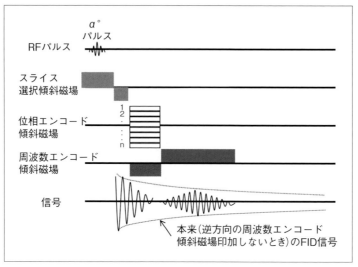

図8　グラジエントエコー法のパルスシーケンス

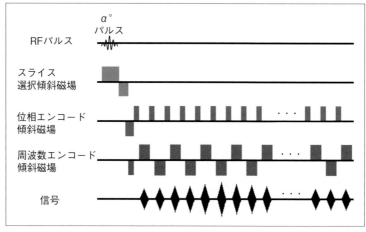

図9　エコープラナー法のパルスシーケンス

3．エコープラナー法

　Echo Planar Imaging（EPI）のパルスシーケンスを図9に示す．EPIは，励起のためのRFパルス（90°またはα°パルス）を印加して出てくるFID信号を，傾斜磁場を高速に印加，反転させることで数十ms程度でk-spaceのすべてを埋めることができる高速技術である（図10）．この撮像法により，拡散強調画像等も短時間で撮像できるようになってきている．

4．HASTE（Half Acquisition Single-Shot Turbo Spin Echo）

　HASTEでは，1回の励起パルス（高速スピンエコー法の場合は90°パルス）ですべてのk-spaceを埋めることが可能となっている．これは，k-spaceの共役対称の性質を利用して，k-spaceの半分程度のみ収集し，残りをこの収集したデータをもとに埋めていくハーフフーリエ法という手法が利用されている．k-spaceの半分しかデータを収集しないため撮像時間の短縮

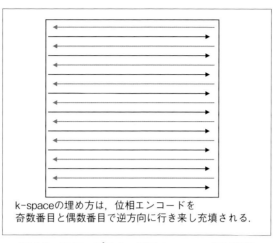

図10　エコープラナー法のk-spaceの充填法

が可能であるが，SNR（signal-noise ratio，信号雑音比）は低下する．

5．パラレルイメージング

　表面コイルの登場によりパラレルイメージングが可能となった．パラレルイメージングでは，複数のコイルを用いk-space上で位相エンコードステップを間引いて収集（アンダーサンプリング）することで撮像時間の短縮が可能となる．アンダーサンプリングを行った画像をそのままフーリエ変換を行うと，長方形FOV（field of view，撮像範囲）となり折り返しアーチファクトが生じるが，次の2つの方法により折り返しアーチファクトのない画像を再構成する．
①k-space上で不足しているラインを計算で求め充填してからフーリエ変換を行う．これには，ARC（Autocalibrating Reconstruction for Cartesian sampling）やGRAPPA（GeneRalized Autocalibrating Paetially Parallel Acquisition）などがある．
②フーリエ変換後に折り返しアーチファクトを元に戻す．これは，コイルごとに感度分布が異なることを利用して，折り返しにより重なったピクセルをコイル感度に応じた重みづけを行い展開する．これにはSENSE（SENSitivity Encoding）などがある．

6．圧縮センシング（Compressed Sensing）

　少ないデータを収集し，高度な数学的処理によって元の画像を再構成する手法である．圧縮センシングに適した画像は，得られる画像がスパーシティ（sparsity）を備えているものである．例えば，画像の濃淡がはっきりしたMRAなどに有用である．圧縮センシングではパラレルイメージングよりも大きなreduction factorの設定が可能で，大幅な撮像時間の短縮が期待されている．図11にPhilips社製の圧縮センシングを用いた頭部MRAの実例を示す．Philips社製の圧縮センシング（Compressed SENSE：C-SENSE）は，Compressed Sensingのreduction factorと従来のSENSEのreduction factorを組み合わせた設定となり，従来よりも高いreduction factorの設定が可能である．

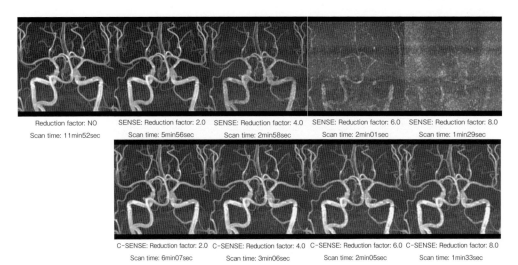

図11 SENSE と Compressed SENSE（C-SENSE）の reduction factor の違いによる頭部 MRA の画質の例

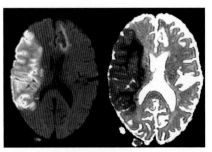

図12 急性期脳梗塞の拡散強調画像（左）と ADC map（右）

特殊撮像法

1．拡散強調画像

　拡散強調画像は，水分子のランダムな熱運動の過程（ブラウン運動）を画像化したものである．一般的に，EPI を用いて撮像することが多い．スピンエコー型拡散強調 EPI 法では180°パルスの前後に，グラジエントエコー型拡散強調 EPI 法では $a°$ パルス印加後に正負に同一強度の傾斜磁場（MPG：motion probing gradient）を対称的に印加している．拡散が制限されているもの（脳梗塞など）は1回目の MPG によって位相がばらけ，2回目の反対方向の MPG により元に戻され，位相差がキャンセルされるため得られるエコー信号は大きい．一方で，運動しているものは傾斜磁場の印加が異なり，対称的な MPG では位相がそろわず，得られる信号強度は低下する．したがって，拡散強調画像では，拡散の速い部位は低信号に，遅い部位は高信号に描出される．図12は右中大脳動脈閉塞による急性期脳梗塞の例である．脳梗塞による細胞性浮腫により拡散が低下し，急性期脳梗塞の部位が拡散強調画像で高信号に描出されている．

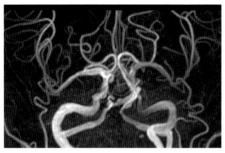
図 13 TOF 法による頭部 MRA

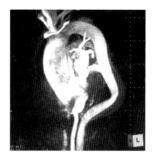
図 14 PC 法による胸部大動脈解離の症例

2. MR Angiography（MRA）

MRI を用いた血管の描出には，Gd（ガドリニウム）造影剤を用いたもの（造影 MRA）と用いないもの（非造影 MRA）に大別される．非造影 MRA には，Time of flight 法，Phase contrast 法，Fresh Blood Imaging 法（FBI），steady state coherent GRE 法などがある．以下，Time of flight 法と Phase contrast 法について述べる．

（1）Time of flight 法（TOF 法）

TOF 法は頭部の MRA を中心に広く使用されている技術である．静止組織は，短時間に何度も RF パルスが印加されて元の基底状態に戻ることができないため大きなエコー信号を取得することができない一方で，スライス面に流入する動脈などの血液は，RF パルスをほぼ受けずにスライス面に流入するため大きなエコー信号を取得することができる．これにより，MR Angiography を取得することができる（図 13）．ただし，遅い血液やスライス断面に平行に走行する血液は，静止組織と同様に大きなエコー信号を取得できない場合もある．

（2）Phase contrast 法（PC 法）

PC 法では，血液が傾斜磁場を印加中に動くことで血液の位相のずれ（位相シフト）を生じさせ画像化している（図 14）．したがって，目的の血液の流速に合わせた傾斜磁場を印加しなければ大きな信号を取得することができない．最近では，3 軸の傾斜磁場に加え，心電図同期で撮像を行うことで心周期の各ポイントの画像を得ることができ，血行動態解析や血流解析等も可能となっている（3 次元シネ位相コントラスト法）．

3. 脂肪抑制画像

MRI では脂肪の信号は T1 強調画像と T2 強調画像のいずれにおいても高信号に描出される．脂肪組織の信号を抑制することで，組織の質的診断や病変の検出能力向上につながる．脂肪抑制法には次に示すものなどがある．

（1）化学シフト選択法（CHESS：Chemical Shift Selective）

水のプロトンと脂肪のプロトンの共鳴周波数がわずかに（1.5 T では約 220 Hz）異なるため，脂肪の共鳴周波数に合わせたパルスを印加し，脂肪の縦磁化を飽和させ抑制する手法（図 15）である．

（2）周波数非選択的脂肪抑制法（STIR：Short Tau Inversion Recovery）

反転パルス（180°パルス）によってすべての物質の縦磁化を反転させると，その後各組織の

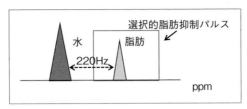

図 15　化学シフト選択法の概要

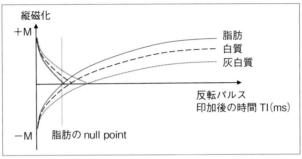

図 16　周波数非選択的脂肪抑制法の概要

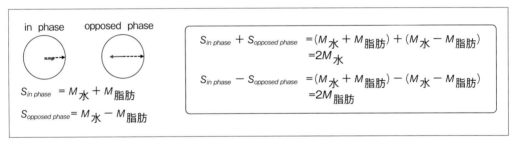

図 17　位相差法による水画像と脂肪画像の計算法

　縦磁化はそれぞれの T1 値に従って元の状態に戻っていく．脂肪の縦磁化が反転した状態から元の状態に戻る際の縦磁化が 0 になる時点（null point）で励起パルスを用いることで脂肪の信号を生成させないようにする手法である（図 16）．

（3）位相差法（DIXON 法）

　水のプロトンと脂肪のプロトンの共鳴周波数が異なるため，励起パルスの後，脂肪のプロトンは水のプロトンに比べ位相が遅れる．読み取り傾斜磁場を水と脂肪の横磁化が逆位相（opposed phase），または同位相（in phase）になるタイミングで行うことで，計算により水画像，脂肪画像を作成することができる．図 17 に位相差法における水画像と脂肪画像の計算法の概要を示す．

アーチファクトについて

　MRI では原理上さまざまなアーチファクトが生じ得る．例えば，静磁場の均一性によるものや RF パルスによるもの，MR 信号を取得する際の k-space の埋め方によるもの，患者自身に

表1 アーチファクトの例とその分類

原因	アーチファクト名
画像処理によるもの	折り返し（aliasing）
	リファレンスデータとのミスマッチ
	化学シフト（chemical shift）
	打ち切り（truncation）
	部分容積（partial volume）
	Dark rim
	アネファクト
	Phase contrast法における速度エンコーディングの折り返し
	PROPELLER法におけるストリークアーチファクト
	ベネチアンブラインド
患者によるもの	体動（motion artifact）
	周期的な拍動
	魔法角（magic angle）
RF（ラジオ波）によるもの	クロストーク（crosstalk）
	RFの不均一
	ジッパー（zipper artifact）
	RF雑音（RF noise）
	FID（free induction decay）
	クワドラポール
外部磁場によるもの	磁場の不均一
磁化率によるもの	金属
	バンディングアーチファクト
	ASL（arterial spin labering）の金属によるアーチファクト
傾斜磁場によるもの	渦電流
	N/2アーチファクト
	サードアーム
その他	コイルの破損

起因するもの，ハードウェアによるものなど数多くのアーチファクトが生じ得る．また，MRIでは限られた時間で複数のコントラストや多断面の画像を取得しており，多少のアーチファクトを容認せざるをえない場合もある．しかし，MRIで出現するアーチファクトの特性を理解して出現頻度を減らしたり，診断可能な画像にすることは特に重要なことである．また，出現したアーチファクトがアーチファクトであると断言できるような知識が必要である．表1に主なアーチファクトの例を示す．

1. 折り返しアーチファクト

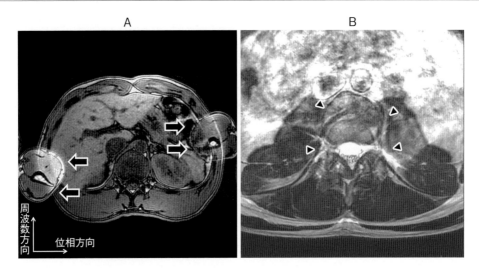

◆現象

写真Aのグラジエントエコー法によるT1強調画像において，腕の折り返しが生じている（➡）．右腕が体の左側に，左腕が体の右側に折り返している．写真Bは腰椎を3D撮像で行った高速スピンエコー法によるT2強調画像であるが，撮像範囲の頭側にあたる胸椎が撮像対象である腰椎に折り返している（▲）．

◆原因

撮像対象がFOVより大きい場合に生じる．このアーチファクトは位相エンコード方向に現れる．周波数エンコード方向は，自動でオーバーサンプリングを行う装置が多く，折り返しアーチファクトが出現しないように設定されている（周波数エンコード方向のデータ収集は数msであるため，撮像時間の延長はほとんどない）．

3D撮像では，スライス方向の励起範囲が撮像範囲より大きいとスラブの上下端に折り返しが現れる．

◆対策

FOVの拡大またはオーバーサンプリングにより撮像対象を含める．腕の折り返しについては，RFシールド材（RFブランケット）を用いることで抑えられる．整形領域は，感度領域が狭いサーフェスコイルを使用することでFOVの拡大による空間分解能の低下が少ない．

3D撮像では，撮像範囲の両側に飽和パルスを加えることで折り返しアーチファクトを抑えられる．また，折り返しアーチファクトが生じた最初と最後の数スライスを捨てる．

◆ワンポイントアドバイス

FOVの拡大により撮像時間の延長はないが，空間分解能が低下する．逆に，オーバーサンプリングにより空間分解能の低下はないが，撮像時間が延長するため，撮像対象に応じた最適な設定が必要である．また，RFブランケットについては，シールド材を包んでいる部位の温度上昇を招く恐れがあるため，安全性を確認してから使用する．

2. 折り返しアーチファクト（パラレルイメージング使用時）

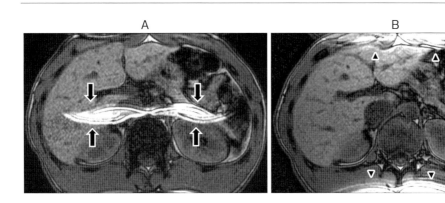

◆**現象**

写真Aの画像はパラレルイメージングであるSENSEを使用した画像である．折り返しアーチファクトが画像中央に現れている（➡）．写真Bの画像は，パラレルイメージングを使用していない画像であるが，FOVからはみだした部分が画像の反対側に現れている（▲）．

◆**原因**

折り返しアーチファクトは，撮像対象がFOVより大きい場合に画像両端に生じるが，SENSEを用いると画像中央に生じる．SENSEは折り返し画像を展開する技術であるが，撮像対象がFOVより大きいと，SENSEによる折り返し画像にFOV外の折り返しが重なり，展開が困難となる．

◆**対策**

FOVの拡大またはオーバーサンプリングにより撮像対象を含める．

◆**ワンポイントアドバイス**

ARCやGRAPPAは，k-space上で間引いたデータを実際に撮像しているローデータをもとにして，計算により求める．そのため，折り返しアーチファクトは，パラレルイメージングを使用しない画像と同じようにFOVの両端に現れる．

3. リファレンスデータとのミスマッチ

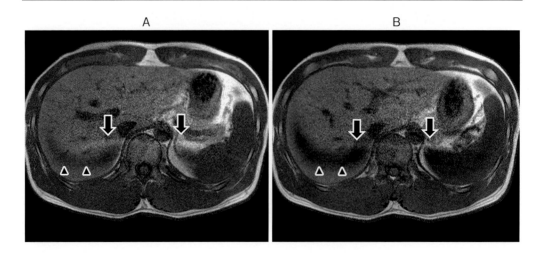

◆ **現象**

写真 A および B のパラレルイメージングを使用したグラジエントエコー法による T1 強調画像において，画像中央付近に腹壁の輪郭を呈した高信号帯を認める（➡）．また，肝臓の輪郭に沿った低信号帯も認める（▲）．

◆ **原因**

撮像データと感度分布情報（リファレンスデータ）の位置ずれが原因である．写真 A および B において撮像データは呼気の呼吸停止下で撮像したが，リファレンスデータは吸気の呼吸停止下で取得した．これにより感度分布にミスマッチが生じ，パラレルイメージングの展開に影響を与えている．

◆ **対策**

コイルの感度マップをもう一度取得する．画像中央付近に生じる腹壁の輪郭を呈した高信号帯（➡）のアーチファクトは，位相エンコードを過度に間引くと生じることがあるので，感度マップを撮り直しても消えない場合は，reduction factor を小さくする．

◆ **ワンポイントアドバイス**

ARC や GRAPPA は，撮像前にコイルの感度マップを取る必要がないため，感度分布にミスマッチは生じない．

4. 化学シフトアーチファクト

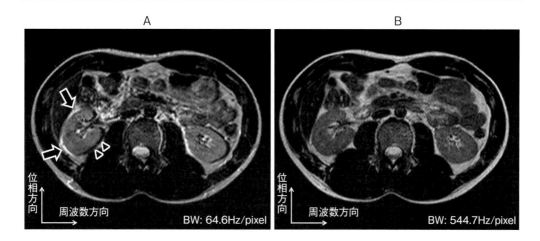

◆現象

写真 A の T2 強調画像において，腎臓と内臓脂肪の境界面で周波数エンコード方向に高信号帯（➡）と低信号帯（▲）が認められる．

◆原因

脂肪のプロトンは水に比べ 3.5 ppm（1.5 T では 224 Hz）低い周波数で共鳴する．水と脂肪のプロトンが同じボクセル内に存在する場合，脂肪は低周波数側へシフトするため低信号帯となり，対側ではずれた脂肪のプロトンが重なることで高信号帯となる．写真 A においては，1 ピクセルあたりの受信バンド幅が 64.6 Hz なので，脂肪は 4 ピクセル位置ずれを起こしている．

◆対策

受信バンド幅を広げることで化学シフトによる位置ずれを抑えることができる．脂肪抑制法を使用することで，化学シフトを考慮する必要がなくなる．

◆ワンポイントアドバイス

バンド幅を広げることは SNR の低下につながるため注意が必要である．また，EPI では，受信バンド幅が広いため，周波数エンコード方向に化学シフトアーチファクトは現れない．しかし，化学シフトが，位相エンコードごとに相殺されず，その数だけ蓄積されるため，位相エンコード方向にアーチファクトが現れる．アーチファクトを抑制するために脂肪抑制法を使用する．

5. 打ち切りアーチファクト

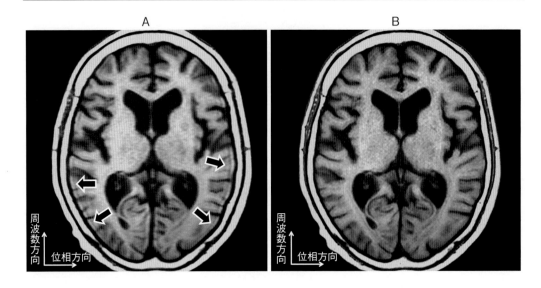

◆現象

写真 A の頭部における T1 強調画像において，頭蓋骨と並行して，脳実質内に多数の低信号領域を認める（➡）．空間分解能を向上させた写真 B の画像では，アーチファクトが抑制されている．信号値が急激に変化する組織の辺縁部，境界部に沿って線状のアーチファクトが現れる．

◆原因

MRI は，撮像時間に制限があるため，有限数の周波数を限定的にサンプリングしている．空間分解能が低下すると高周波成分が打ち切られる．この打ち切られた不完全なデータで再構成するとボケやトランケーションといったアーチファクトの原因となる．通常，位相エンコードのほうが周波数エンコードに比べ空間分解能が低いため起こりやすい．

◆対策

FOV を小さくする，または，マトリックス数を増やす．サンプリング時間を増やす．k-space 辺縁部で滑らかな減衰をさせるため，ハニングフィルター，ガウスフィルターなどベル型のフィルターを適用する．

◆ワンポイントアドバイス

打ち切りアーチファクトは写真 A 以外にも脊髄神経/脳脊髄液，半月板/関節液など信号値差の大きい部位で観察される．FOV の縮小は折り返しアーチファクトの原因となり，マトリックスの増加は撮像時間の延長，SNR の低下を招く．位相エンコード方向と周波数エンコード方向を入れ替えることによってアーチファクトであるか否かを確認できる．

6. パーシャルボリューム効果

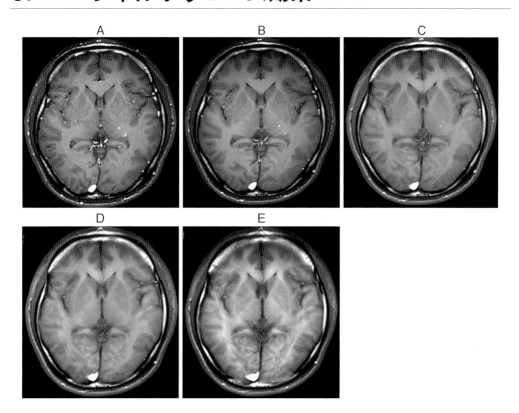

◆**現象**

写真 A, B, C, D, E は，同じ撮像時間でスライス厚を変更して撮像したスピンエコー法によるT1強調画像である．スライス厚は，A. 1.5 mm, B. 2.5 mm, C. 5.0 mm, D. 10 mm, E. 20 mm である．スライス厚が薄い画像では，組織間のコントラストが高いが，SNRが低下している．その反面，スライス厚が厚い画像では，SNRが高いが，組織間コントラストが低下している．

◆**原因**

スライス厚が厚くなると，ボクセル内にさまざまな組織の信号が含まれるが，これらの信号はすべて平均化されるため，組織間コントラストは低下する．一方，スライス厚が薄いほど組織間コントラストは増加し鮮明となるが，ノイズ成分も増加する．ピクセルサイズの変化もスライス面内のコントラストに影響を与える．

◆**対策**

SNRを考慮しながら病変の検出に必要なスライス厚とピクセルサイズを設定する．

7. dark rim アーチファクト

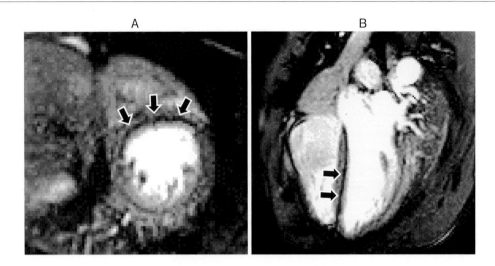

◆**現象**

写真 A, B は心筋の perfusion 画像（A：短軸像, B：四腔長軸像）である．心内腔と心筋との境界に低信号帯を認める（➡）．

◆**原因**

心筋 perfusion は，ガドニウム（Gd）造影剤を急速静注し，その心筋への first pass の血行動態を観察することで心筋虚血領域を評価できる．血行動態を経時的に観察するためには，高い時間分解能が必要であり，空間分解能には制限がある．さらに，造影剤で満たされた心内腔と心筋の信号値差が大きくなるため，打ち切りアーチファクトが生じていると考えられる．また，dark rim artifact には打ち切りアーチファクトだけでなく，心臓の動きによる motion artifact や磁化率の影響なども含まれる．

◆**対策**

dark rim artifact を低減させるためには，打ち切りアーチファクト同様に空間分解能を高くする必要があるが，心筋 perfusion では時間分解能が優先されるため，空間分解能の改善には限界がある．

心筋 perfusion における心筋の低信号域は，負荷時においては虚血領域を表す所見として，安静時においても現れる所見として梗塞がある．虚血による造影不良域は，負荷時に明瞭化する．空間分解能が原因の dark rim artifact は，安静時にも同様に出現するため，アーチファクトと虚血の鑑別は両者を比較することで行うことができる．梗塞心筋は，安静時・負荷時どちらも造影不良域になるため，遅延造影所見も併せて評価する必要がある．

◆**ワンポイントアドバイス**

k-t（空間軸＋時間軸）方向にデータを間引くことで高い時間分解能と空間分解能を両立したperfusion 撮像が可能となる．k-t BLAST は，時系列情報によって得られる被写体の時間的，空間的な相関関係を用いて，撮像時間を短縮する技術であり，空間分解能の向上にも寄与できる．

8. アネファクトアーチファクト

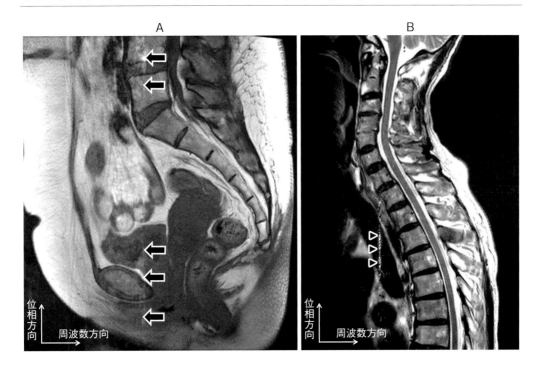

◆現象

　写真 A の T1 強調画像において，画像中央で位相方向に沿ったリボン状のアーチファクトが見られる（➡）．写真 B の頸椎 T2 強調画像においても同様のアーチファクトが見られる（▲）．

◆原因

　撮像範囲に対して phased array coil の coil 選択が，位相方向に広く選択されたため，撮像範囲外からの信号を検出しアーチファクトが生じている．マグネットボアの端のようにアイソセンターから離れた位置では，傾斜磁場の直線性が失われており，この領域の不安定な信号を coil が検出することで位相エラーとして現れることがある．脊椎や骨盤の冠状断または矢状断の高速スピンエコー法で現れ，位相方向を FH（頭尾）に設定した場合に生じやすい．

◆対策

　phased array coil の適用範囲を撮像範囲とできる限り一致するようにする．位相方向と周波数方向を入れ替えることで改善する．

9. Phase contrast 法による速度エンコーディングの折り返し

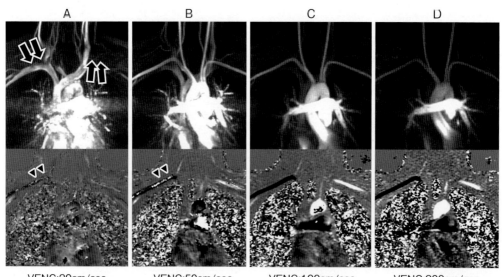

VENC:20cm/sec　　VENC:50cm/sec　　VENC:100cm/sec　　VENC:200cm/sec

◆現象

写真は左から速度エンコーディング（VENC：velocity encoding）が 20 cm/sec（A），50 cm/sec（B），100 cm/sec（C），200 cm/sec（D）で撮像した Phase contrast 法の画像である．上段が強度画像で下段が左右（RL）方向の位相画像である．被験者の鎖骨下動脈の最大流速は 80 cm/sec であった．VENC が 20 cm/sec（A）では強度画像で鎖骨下動脈が描出できなくなっており（➡），また位相画像では VENC が 20 cm/sec（A の下段），50 cm/sec（B の下段）で鎖骨下動脈の内部が抜けたようになっている（▲）．

◆原因

Phase contrast 法では，傾斜磁場内の血流の移動に伴うスピンの位相変化により画像を取得する．血流内でも VENC で設定した速度を超えるものがあった場合は，位相は $-\pi$ から $+\pi$ までしか表すことができない．そのため，VENC の設定よりも高い流速のものは速度の折り返しを生じてしまう．右図のように VENC の設定よりも早い血流は，

　　偽りの速度＝（VENC）－（実際の速度）

となり逆方向に流れる血流として表示される．

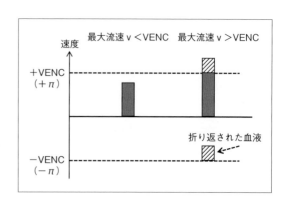

◆**対策**

 目的の血管の最大流速よりも高い VENC の設定を行う.

◆**ワンポイントアドバイス**

 VENC が高すぎると,信号強度がノイズレベルと同等となり血管の描出能も低下する.そのため,あらかじめ観察したい血管の流速を確認して,VENC を最大流速の約 25％高く設定する.また,速度エンコードの折り返しは 3 次元シネ位相コントラスト法（4 D flow）の血流解析ソフトを用いることで除去することができる.

10. ストリークアーチファクト

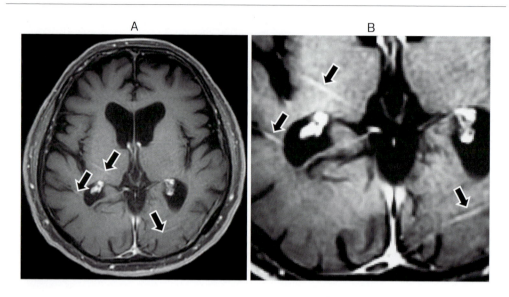

◆現象

　写真 A の造影後頭部 T1 強調画像は，PROPELLER 法により撮像された画像であるが，さまざまな方向に線状のアーチファクトが見られる（➡）．写真 B はアーチファクトが生じた領域を拡大した画像である．

◆原因

　下図 a に示すとおり，PROPELLER 法は，1TR で得る複数のデータ群（blade）が k-space を回転しながらデータを収集する．各 blade の交叉により k-space 中央部のサンプリング密度が高くなり動きに強くなるが，k-space を埋め尽くすためには通常の約 1.6 倍のデータ収集が必要となる．下図 b に示すとおり，取得されたデータはフーリエ変換に必要な長方形のサンプリング配列に一致しないため，データ補間して長方形サンプリングを作成しているが，データサンプリング数が少ないと，線状アーチファクトが生じる．

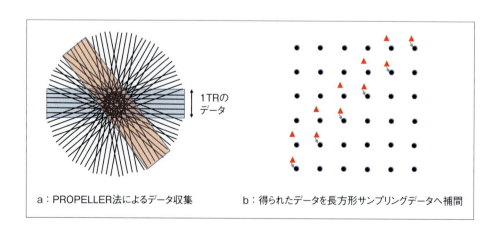

a：PROPELLER 法によるデータ収集　　b：得られたデータを長方形サンプリングデータへ補間

◆対策

　blade数を増やす，またはETL（Echo Train Length：エコートレイン数）を増加させてblade幅を広げることで，k-spaceのデータサンプリング数を増やす．

11. ベネチアンブラインドアーチファクト

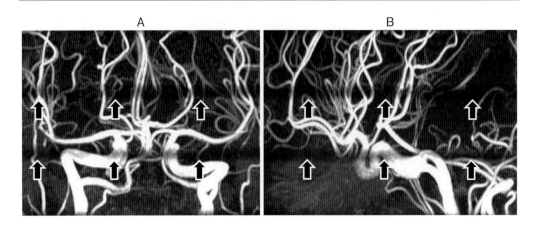

◆**現象**

写真 A, B のマルチスラブ法で撮像した 3D TOF-MRA 画像において，各スラブのつなぎ目で信号強度が変化し段差が認められる（➡）．

◆**原因**

マルチスラブ法による撮像は広い撮像範囲を複数に分割できるため，血液の飽和効果が抑えられ末梢まで描出される．また，TONE pulse（ramp pulse）を使用し flip angle に傾斜をつけることで，スラブの流入部と流出部の血液信号を均一にすることができる．しかし，複数のスラブをオーバーラップさせて合成する際，重なる部分が少ない，または TONE pulse による flip angle の傾斜が大きい場合，つなぎ目で信号強度が大きく変化し段差が生じる．

◆**対策**

スラブ間のオーバーラップを広げる．また，TONE pulse による flip angle の傾斜を調整する．

◆**ワンポイントアドバイス**

下の写真 a で示すとおり，血流が遅い場合，マルチスラブ法はスラブのつなぎ目で偽狭窄様を呈することがある（▲）．これを 1 スラブで撮像することで，偽狭窄かどうかの判断が可能である（下の写真 b）．

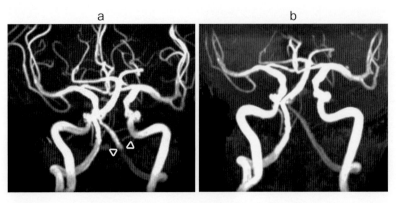

12. 体動によるアーチファクト

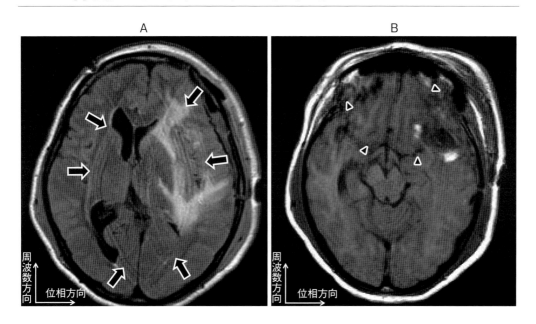

◆ **現象**

写真 A は頭部の FLAIR 画像である．写真 B は頭部の T1 強調画像である．撮影中の体動により位相方向である左右（RL）方向にゴーストが生じたり（➡），ボケが生じている（▲）．

◆ **原因**

データ収集にかかる時間は，周波数方向は数 ms 程度であるのに対し，位相方向は k-space をすべて埋める時間が必要である．そのため，撮像中の体動は位相方向に位置ずれを生じる．また，撮像時間全体にわたる緩徐な信号変化により，被写体の輪郭が不明瞭になりブラーリング（ボケ）を生じる．

◆ **対策**

アーチファクトとなる強い信号を抑制することで体動によるアーチファクトを軽減することができる．例えば，次頁の写真 a は脂肪抑制を用いた FLAIR 画像であるが，高信号な脂肪の信号を抑制することで出現するアーチファクトの信号を軽減することができる．また，次頁の写真 b のように PROPELLER 法を用いることで動きを補正し，体動によるアーチファクトを軽減できる．その他にも加算回数を増加させることで平均化されたり，高速撮像法であるシングルショット法などを用いることが有用である．セッティングの際には無理のない程度に適切な固定を行うことも重要である．

◆ **ワンポイントアドバイス**

頭部の撮像や四肢の撮像ではスポンジなどのスペーサーを用いて隙間を埋めたり，胸腹部では呼吸性のアーチファクトの抑制にリブバンドを用いたりする．また，睡眠による喉の動きや息止め不良もあるため，声掛けや説明も重要となる．

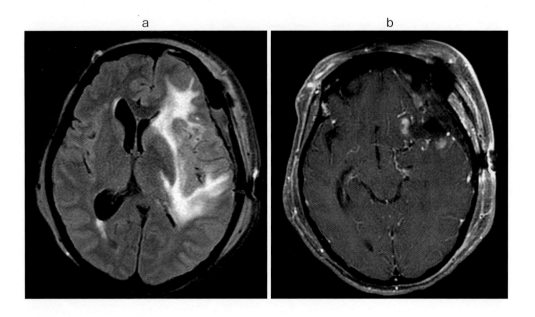

13. 周期的な拍動によるアーチファクト

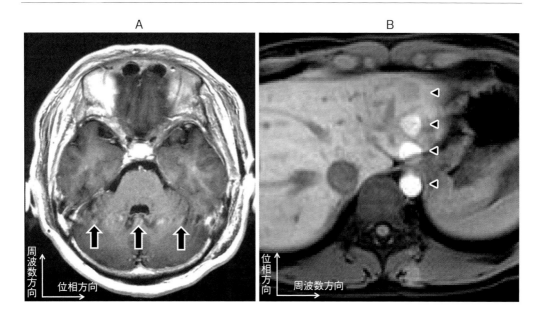

◆現象

写真Aの造影後頭部T1強調画像において，血液の信号がゴースト状に認められる（➡）．写真Bの脂肪抑制を併用したグラジエントエコー法によるT1強調画像においても，同様のアーチファクトが認められる（▲）．

◆原因

傾斜磁場印加中に血液が移動すると位相のずれを生じる．これにより，位相方向にずれた位置に血液の信号が現れる．

◆対策

撮像断面の上流に飽和パルスを用いることで，血液信号が抑えられアーチファクトの抑制につながる．また，位相方向を変えることでゴーストの出現する方向を変えることができる．

flow compensationの使用で流れによって生じた位相ずれを補正することができる．

◆ワンポイントアドバイス

周期的な拍動によるアーチファクトはradial scanを使用することで低減することが可能である．例えば，小脳レベルの造影後T1強調画像でよく見られる周期的な拍動によるアーチファクトに効果的である．

14. 魔法角アーチファクト

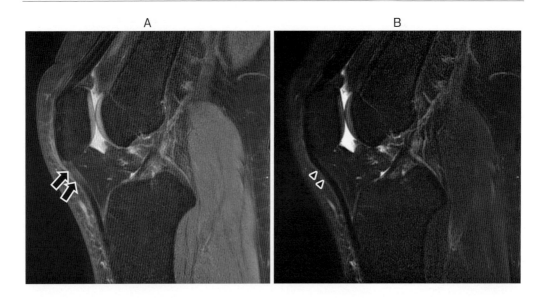

◆現象

写真Aの脂肪抑制プロトン密度強調画像では，膝蓋靱帯が高信号になっている（➡）．写真BのT2強調画像で，同領域（▲）は低信号であることから，矢印の高信号は魔法角アーチファクトである．

◆原因

腱や靱帯に束縛された水分子は線維方向に並ぶ性質（異方性）がある．この腱や靱帯の角度が，静磁場方向に対して約55度になると，束縛された水分子のT2が少し長くなる．T2の延長は数ms程度であるため，TEが長いT2強調画像では信号値に変化はないが，TEが短いプロトン密度強調画像やT1強調画像，T2*強調画像では，信号が上昇する．

◆対策

TEを長くする．また，TEの長いT2強調画像で所見がないことを確認する．アーチファクトを完全に消すためには，高信号となった構造の静磁場に対する角度を変えなければならない．

◆ワンポイントアドバイス

魔法角アーチファクトは，一定の走行をとる靱帯や腱が付着する関節（肩関節や膝関節など）の撮像で生じやすい．信号上昇を腱や靱帯の断裂所見と誤認されやすいので注意が必要である．TEの長いT2強調画像を撮像に組み込むことで誤認を防ぐことができる．

15. クロストークアーチファクト

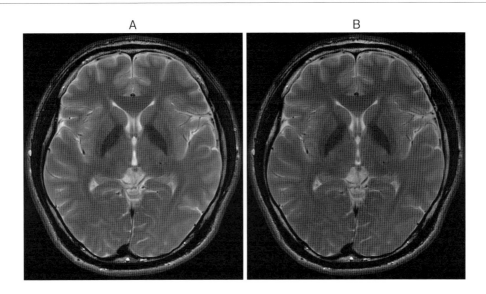

◆**現象**

写真 A は頭部基底核レベルを1スライス撮像した T2 強調画像，写真 B はスライス間隔 0 mm で3スライス撮像したものである．写真 B では，灰白質と白質のコントラストが低下している．

◆**原因**

マルチスライス撮像は，傾斜磁場を用いて個々のスライスを選択的に励起するが，RF の印加時間に制限があるため，スライスプロファイルが完全な矩形とならず，下図 a のように裾が広がる．このため，隣接したスライスのスピンが励起され，縦磁化の回復が遅れることで，実効 TR が短くなる．TR を長く設定する T2 強調画像において，実効 TR の短縮は，T2 コントラストの低下につながる．

◆**対策**

下図 b に示すとおり，スライス間隔を空ける．また，隣り合ったスライスを連続して励起しないよう，スライスの励起順序を変更する．

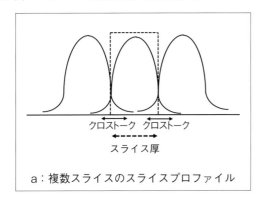

a：複数スライスのスライスプロファイル

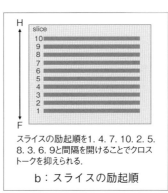

スライスの励起順を1, 4, 7, 10, 2, 5, 8, 3, 6, 9と間隔を開けることでクロストークを抑えられる．

b：スライスの励起順

16. クロストークアーチファクト

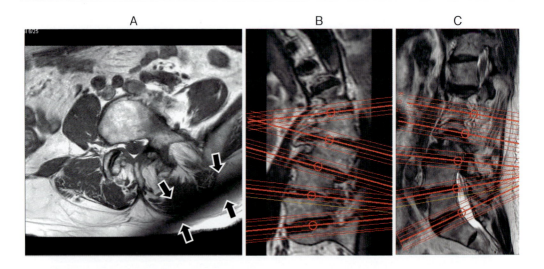

◆現象
側弯症を有する腰椎を椎間板に沿ってマルチアングルで撮像したT1強調画像（写真A）に黒い帯状のアーチファクトが出現している（➡）．写真B（冠状断）と写真C（矢状断）は位置決め画像である．

◆原因
マルチアングルで撮像する場合，他のスライスとの重なりがあると，印加するRFの角度に応じて縦磁化が事前に倒されるため，信号が大きく低下する．

◆対策
マルチアングルで撮像する場合，位置や角度を考慮して目的領域が重ならないようにスライスの設定を行う．励起するグループ（package）を分けることで撮像時間は延長するが，アーチファクトを抑えられる．

17. RF (Radio frequency) の不均一によるアーチファクト

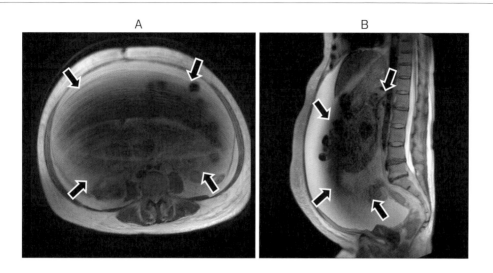

◆ 現象

写真 A および B の T2 強調画像において RF による信号の不均一な部分を認める (➡).

◆ 原因

高磁場装置では，RF の透過性の低下や波長が短くなる．それにより，RF 磁場の強いところと弱いところが生じてしまう．RF 磁場の強弱が生じると信号が不均一になる．

◆ 対策

磁場強度の低い 1.5 T 装置を用いることで信号の不均一を抑えられる（下の写真 a）．また，誘電パッドを用いることで RF 分布の不均一なところを補正できる．

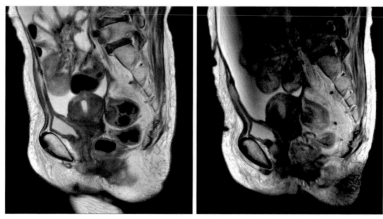

a. 1.5 T 装置　　　b. 3.0 T 装置

3.0 T 装置で撮像した画像 (b) のほうが RF の不均一が生じていることがわかる．

最近では，Multi transmit によって B_1 磁場（RF による磁場）の不均一性を改善できる．

◆ワンポイントアドバイス

　大量の腹水や巨大卵巣嚢胞，多発性腎嚢胞など水が多いと信号の不均一は顕著に現れる．検査前に CT や X 線などの画像情報から大量腹水や腫瘤の大きさ，性状等を確認しておくことが重要である．

18. ジッパーアーチファクト

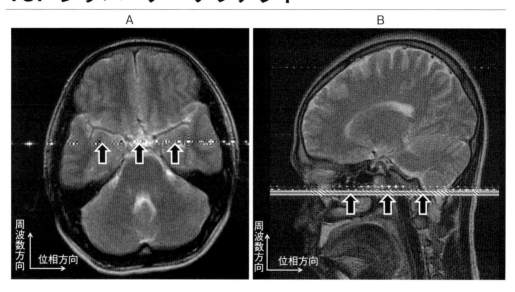

◆ 現象

写真 A および B の T2 強調画像において，位相方向に沿って高信号の線状アーチファクトが生じている (➡).

◆ 原因

検査室の扉が開いていたり，また，電波シールドが損傷していると，外部からの RF（ラジオ放送，蛍光灯，パルスオキシメーターなど）が混入し，上の写真のようなアーチファクトが生じる．アーチファクトは，混入した RF の特定の周波数帯に現れる．

◆ 対策

検査室の扉が完全に閉まっているか確認する．扉が閉まっていてもアーチファクトが生じている場合は，検査室内の蛍光灯やパルスオキシメーターなど RF を発生するものを取り除く．それでも消えない場合は，電波シールドが損傷している可能性があるので，メーカーに連絡する．

19. FIDアーチファクト

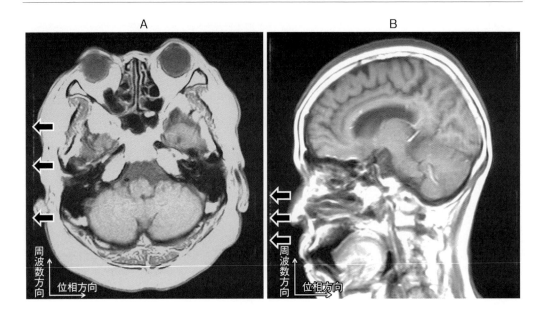

◆現象

写真AおよびBのスピンエコー法によるT1強調画像において，FOVの端で周波数エンコード方向に沿った高信号の線状アーチファクトが認められる（➡）．

◆原因

T1強調画像は短いTEでデータを取得するため，90°パルスと180°パルスの間隔が詰まっている．そのため90°パルスにより発生したFIDが完全に減衰する前に180°パルスのサイドローブと重なってしまい，アーチファクトが生じている．位相エンコードされていないため，アーチファクトは本来0位相（画像中央）に現れるが，装置の技術によって撮像対象に重なるのを防いでいる．

◆対策

180°パルスのサイドローブが影響しないように90°パルスと180°パルスの間隔を離す（TEを延長する）．加算を2回以上にし，180°パルスの倒す方向を変化させ，加算平均することでFIDを相殺できる．

20. FIDアーチファクト

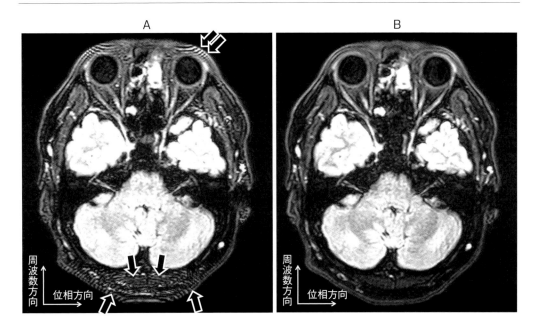

◆現象

写真Aの脂肪抑制を併用した3D撮像で行ったFLAIR画像において，前後の皮下脂肪周囲でさざ波状のアーチファクトが現れている（➡）．

◆原因

高速スピンエコー法において，低い再収束パルスを用いて短いエコー間隔で撮像すると，さざ波状のアーチファクトが生じる．再収束パルスにより発生したFIDは，短いT1緩和時間を有する組織（脂肪）の境界部に寄与する．そのため，写真Aにおいては，皮下脂肪でSE信号と干渉しアーチファクトが生じている．ただし，周波数エンコードに寄与するため，周波数方向に垂直なエッジ部のみで現れる．

◆対策

TEの延長または，傾斜磁場スポイラーを使用することで抑制できる．前項の対策と同様に加算を2回以上にすることで排除できる．写真Bでは，加算を2回にして撮像したことでアーチファクトは消失している．

21. クワドラポールアーチファクト

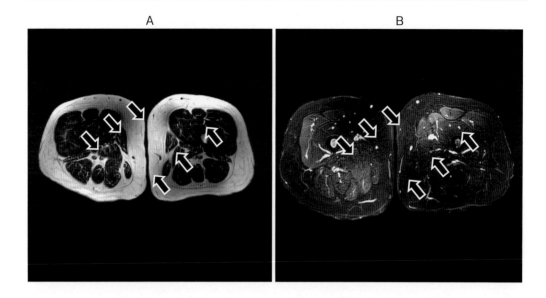

◆現象

写真 A は大腿における T2 強調画像で，写真 B は DIXON 法による T2 強調画像の water 画像である．写真において対角線（斜め）の部位に信号ムラを認める（➡）．

◆原因

通常は送受信用の QD ボディコイルから RF 送信を行う際に RF パルスの位相を 90° 変えて照射している．これにより 2 つの RF パルスの位相差や時間差が生じてしまい，パワーも異なるため B_1 の不均一を生じてしまう．また，渦電流により B_1 が妨げられ，画像上対角線に信号強度のムラが生じる．

◆対策

脂肪抑制法を用いる場合，化学シフト選択法（CHESS 法など）を用いるよりも周波数非選択的脂肪抑制法（STIR 法）を用いることで，脂肪抑制不良を解消することができる．

◆ワンポイントアドバイス

RF 送信による信号強度のムラを抑えるような技術（感度補正等）の開発も行われている．

22. 金属アーチファクト

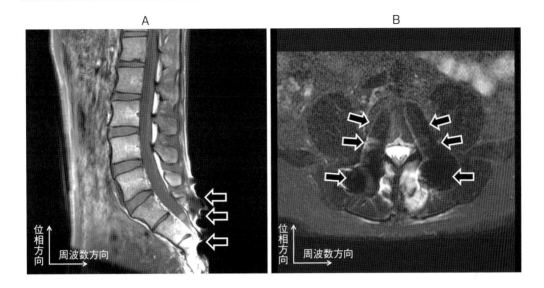

◆現象

写真 A は腰椎の T1 強調画像である．写真 B は腰椎の脂肪抑制併用 T2 強調画像である．金属を有する部位に画像の歪みを認める（➡）．

◆原因

写真左は着用していた衣服によるアーチファクトであった．強磁性体は磁場空間を歪めるため，画像上歪みが生じたり信号の異常な高信号域と低信号域が発生する．歪められた磁場が密に収束する位置は高信号域（pile-up）となり，疎になる位置は低信号域（signal void）となる．

◆対策

検査着に着替えてから検査を行う．細かな金属は装置の故障につながり，また発熱によるやけどの問題もある．写真 B のような体内金属によるアーチファクトの低減には撮像条件の変更があげられる．例えば高速スピンエコー法を用いることにより磁場の不均一を抑えられる．また，ボクセルサイズが小さいほど，1 ピクセルあたりのバンド幅が大きいほど，アーチファクトを低減できる．

◆ワンポイントアドバイス

金属アーチファクトは VAT（View Angle Tilting）や SEMAC（Slice Encording for Metal Artifact Correction）といった技術を使用することで低減することが可能である．ただし，バンド幅の増加に伴った SNR の低下や，撮像時間の延長等には注意が必要である．

23. バンディングアーチファクト

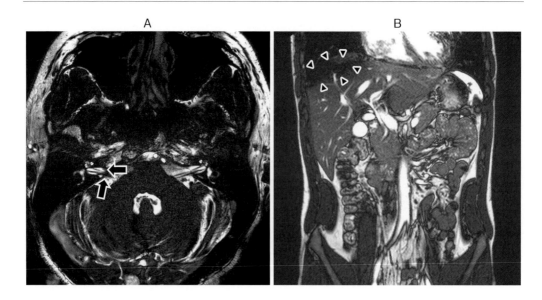

◆現象

写真 A の steady state coherent GRE 法の画像において，低信号を示す線状のアーチファクトが生じている（➡）．腹部を撮像した写真 B において，肝臓に同様のアーチファクトが生じている（▲）．

◆原因

steady state coherent GRE 法は，FID，スピンエコー，stimulated echo を同時に取得することで高い SNR が得られる．しかし，磁場が不均一なところでは，それらの echo の位相がずれ，お互いの信号が打ち消し合い帯状のアーチファクトが生じる．シミングの設定が不十分であったと考えられる．

◆対策

撮像対象に限局して，シミングを合わせる．バンディングアーチファクトの間隔は TR を短くすることで広げることができるため，できるだけ短い TR を用いる（TR を TE の 2 倍に設定）．

◆ワンポイントアドバイス

Phase cycling 法を使用することで除去できる．しかし，RF パルスの位相角を変えた 2 種類の撮像が必要であり，撮像中に動いてしまうと，バンディングアーチファクトを除去できない．呼吸による動きが考えられる腹部で生じた場合，ボリュームシムを撮像対象に限局して設定する．

24. 3 D-ASL における金属アーチファクト

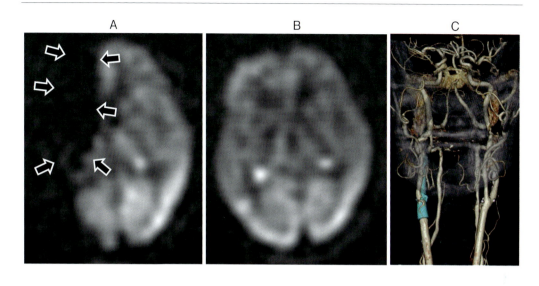

◆現象

写真 A の 3 D-Arterial Spin Labeling（3 D-ASL）画像では，右脳が広範囲な低灌流域として認められる（➡）．一方，ラベリング位置をずらした写真 B では，灌流域に左右差はない．

◆原因

3 D-ASL は動脈血を RF ラベリングすることで，血液を灌流トレーサーとして脳実質の灌流評価を行っている．しかし，ラベリング位置にステントや義歯などの金属が含まれると，正確なラベリングが行われず，金属側の顕著な灌流低下を呈することがある．写真 B ではラベリング位置をステント部から外して撮像したことで，写真 A に認められた顕著な灌流低下は消失している．

◆対策

事前に CT 画像や MRI の位置決め画像などを確認し，ラベリング位置に金属が掛からないようにする．また，撮像画像を確認し片側全体に及ぶ灌流低下を認めた場合は，ラベリング位置を確認する必要がある．

25. N/2アーチファクト

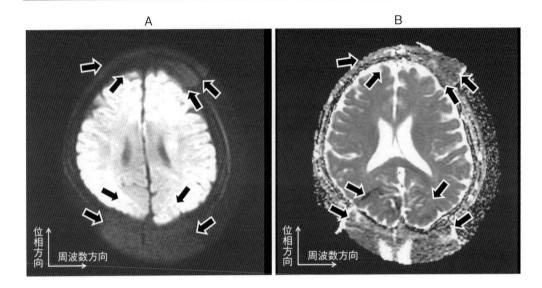

◆現象

写真Aは頭部の拡散強調画像である．写真BはADC mapである．位相方向に半分ずれた位置にアーチファクトを認める（➡）．

◆原因

拡散強調画像ではEPI（echo planar imaging）によって傾斜磁場の極性を高速に何度も反転させて撮像していることが多い．傾斜磁場の高速スイッチングは，静磁場の不均一や渦電流（eddy current）による傾斜磁場非直線性を招き位相のずれを生じる．これにより，奇数番目と偶数番目のエコータイミングが不釣り合いとなり，位相エンコード方向にFOVの半分だけずれて出現する．

◆対策

渦電流の発生を抑えるようにするために，傾斜磁場の傾きを緩くする．そのためにはFOVの拡大やマトリックス数の減少などが考えられる．

◆ワンポイントアドバイス

リファレンスデータを取り直したり，ボリュームシムを置くことも有用である．

26. サードアームアーチファクト

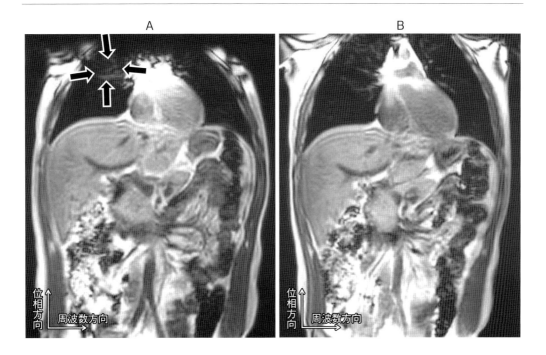

◆現象

写真 A は FOV を装置最大の 560 mm に設定して撮像を行った胸腹部の T1 強調画像である。位相方向は頭尾（FH）方向を使用したが，FOV の上部に腕のアーチファクトを認める（➡）。写真 B はアーチファクトを認めない．

◆原因

周波数方向は，通常オーバーサンプリングを行っているため折り返しアーチファクトは生じにくい．しかし，広い範囲を FOV に設定した場合では，FOV の端において主磁場の均一性や傾斜磁場の直線性が保証されなくなる．そのため，歪んだ磁場により発生した信号が本来とは違う位置に現れる．

◆対策

サードアームアーチファクトは同一スライス断面から生じるものだけではない．そのためオーバーサンプリングを増やすだけでは消えないものもある．位相方向や傾斜磁場の極性を変えることでアーチファクトの位置をずらすことが可能である．また，FOV を絞って撮像を行うことも有効である．

◆ワンポイントアドバイス

サードアームアーチファクトの一例として，金属がある場合にも歪んだ磁場により遊走したアーチファクトが生じる場合もあるので注意が必要である．

27. コイルの破損によるアーチファクト

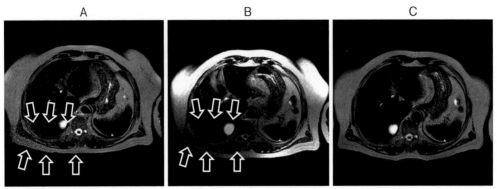

コイル破損:感度補正(CLEAR)あり　　コイル破損:感度補正(CLEAR)なし　　コイル交換後

◆現象

写真に示す4 ch phased array coil（Syn-body coil）を使用したHeavy T2強調画像において，写真AとBの画像ではノイズの増加や信号の低下を認める（➡）．

◆原因

下の写真に4 ch phased array coil（Syn-body coil）の外観を示す．4 chのコイルエレメントのうち1つのコイルエレメントが破損していたため，信号を収集することができなかった．感度補正を用いた場合，故障したコイル周辺の低い信号を残りのコイルにより補うことができるが，ノイズも増加させてしまう．

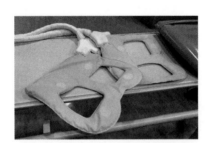

4ch phased array coil 外観

◆対策

写真Bのように感度補正（CLEAR）なしにするとコイルの感度分布を知ることができる．これにより1つのコイルエレメントから信号を得ていないことがわかる．このような場合ではメーカーに問い合わせて，コイルや装置を確認してもらうしかない．また，代替えできるような装置やコイルがあればそれらを用いて対処する．

◆ワンポイントアドバイス

コイルの種類によってはSNRの低下になるため，撮像条件の変更が必要となる．また，コイル自体も大事に取り扱うことが重要である．

参考文献

1) 巨瀬勝美：めざせMRIの達人．インナービジョン，2013，pp.10-11
2) 土橋俊男，飯塚明寿，石黒秋弘，他：これだけは習得しようMRI検査─診療放射線技師継続学習テキスト─．ピラールプレス，2010，pp.2-8，203-223
3) 金森勇雄，藤野明俊，丹羽政美，他：診療画像検査法　MRの実践─基礎から読影まで─．医療科学社，2011，p.2，pp.29-35，42-45，69-73
4) 高原太郎（監），高橋光幸，中村理宣，北川　久，他（編）：MRI応用自在　第3版．メジカルビュー社，2013，pp.170-171，397-400
5) バル・M・ランゲ，ウルフガング・R・ニッツ，ミゲル・トレルス，他：一目瞭然！　画像でみるMRI撮像法．押尾晃一，百島祐貴（訳），メディカル・サイエンス・インターナショナル，2015，pp.74-75，86-94，110-117，258-267
6) 今西好正，森　寿一，作野勝臣，他：改訂増補版　心から納得・理解できるMRI原理とMRS．医療科学社，2013，pp.64-71，84-85，100-104，148-157
7) 荒木　力：決定版MRI完全解説　第2版．学研メディカル秀潤社，2014，pp.160-161，264-268
8) レイ・H・ハシェミ，ウィリアム・G・ブラッドリーJr.，クリストファー・J・リサンチ：MRIの基本パワーテキスト─基礎理論から最新撮像法まで─　第3版．荒木　力（監訳），メジカル・サイエンス・インターナショナル，2013，p.188，207，pp.269-270
9) 日本放射線技術学会（監），笠井俊文，土井　司（編）：放射線技術学シリーズ　MR撮像技術学．オーム社，2007，pp.85-90，142-143，208，232-263
10) 高橋雅士（監），兼松雅之（編）：新 腹部画像診断の勘ドコロ．メジカルビュー社，2014，pp.40-47
11) 田中利幸：圧縮センシングの数理．IEICE Fundamentals Review　4(1)：39-47，2010
12) Eldar YC, Kutyniok G (eds)：Compressed Sensing：Theory and Applications. Cambridge University Press, 2012
13) Lusting M, Donoho D, Pauly JM：Sparse MRI：The application of compressed sensing for rapid MR imaging. Magn Reson Med　58(6)：1182-1195, 2007
14) 土屋一洋（監），扇　和之（編）：改訂版　MRIデータブック　最新用語辞典．メジカルビュー社，2010
15) 城戸輝仁，横井敬弘，望月輝一：CT/MRIでの灌流評価 A to Z　6. CT・MRIによる心筋 perfusion imaging．日獨医報　60(2)：65-76，2015
16) 釘宮慎次郎，香月伸介，川崎久充，他：膝関節半月板におけるmagic angleの基礎的検討．日本診療放射線技師会誌　63(762)：22-25，2016
17) Mugler JP 3rd：Optimized three-dimensional fast-spin-echo MRI. J Magn Reson Imaging　39(4)：745-767, 2014
18) Jungmann PM, Ganter C, Schaeffeler CJ, et al：View-Angle Tilting and Slice-Encoding Metal Artifact Correction for Artifact Reduction in MRI：Experimental Sequence Optimization for Orthopaedic Tumor Endoprostheses and Clinical Application. PLoS One　10(4)：e0124922, 2015
19) Lu W, Pauly KB, Gold GE, et al：SEMAC：Slice Encoding for Metal Artifact Correction in MRI. Magn Reson Med　62(1)：66-76, 2009
20) Lee MJ, Janzen DL, Munk PL, et al：Quantitative assessment of an MR technique for reducing metal artifact：application to spin-echo imaging in a phantom. Skeletal Radiol　30(7)：398-401, 2001
21) Butts K, Pauly JM, Daniel BL, et al：Management of biopsy needle artifacts：techniques for RF-refocused MRI. J Magn Reson Imaging　9(4)：586-595, 1999

5 RI 部門（SPECT/CT）

浅沼雅康・貝本葉子
東京女子医科大学病院中央放射線部

概　要

　一般的な X 線画像は発生させた放射線の透過量の違いを画像化したものであるのに対して，RI 画像は人体に投与された RI から放出された放射線を検出器で検知し画像化したものである．

　RI 画像を得るには，放射性同位元素を含む放射性医薬品（多くは医薬品に放射性同位元素を標識したもの）を患者に投与し，目的部位に集積した放射性同位元素から放出されるガンマ線を検出する．

　検出されたガンマ線はシンチレーターにより光信号に変換され，さらに光信号は光電子増倍管（PMT：photomultiplier tube）により増幅され電気信号に変換され出力される．

　これらシステムをシンチカメラまたはガンマカメラという（図 1）．

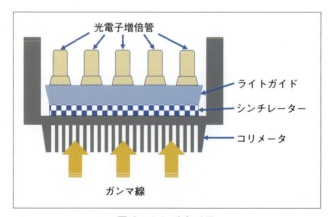

図 1　シンチカメラ

アーチファクトについて

　RI画像は他のモダリティーの画像と比べ，感度や空間分解能，コントラストなどにおいて劣っており，さまざまな要因によりアーチファクトを発生させ画像を劣化させる．主な因子を下記に記載する．

1. **放射性医薬品由来の因子**
    ①放射性医薬品および標識薬品製造時の不備
    ②標識，薬品調剤，分注（標識率や放射能量および濃度等）
    ③投与量
    ④医薬品の輸送状態
2. **被写体由来の因子**
    ①生理的，機能的および心理的問題
    ②疾患状況および容体
    ③撮像中の体動
    ④吸収や散乱
    ⑤体内埋め込みや投与された人工物等
    ⑥汚染
    ⑦治療等投与薬品
    ⑧医薬品の動態状況
3. **検者由来の因子**
    ①放射性医薬品の標識作業
    ②放射性医薬品の分注や調整
    ③投与量や投与時の処置
    ④検査予約に関する事項（他の検査との重複や順番等）
    ⑤検者固有の因子
    ⑥被写体の付属品（金属等）の除去
    ⑦収集エネルギーの設定および判断
    ⑧収集コリメータの選択および判断
    ⑨撮像方法および収集タイミング
    ⑩収集画像に対する補正データの取得方法および処理
    ⑪RI検査に関わる者の知識および判断
4. **装置等に由来する因子**
    ①ガンマカメラ検出器の性能（シンチレーターや光電子増倍管の均一性，感度，分解能，直線性など）
    ②コリメータの性能
    ③CT装置の性能
    ④収集データ解析装置の能力

⑤ネットワーク環境や記録装置等
⑥その他の付属機器

　RI画像におけるアーチファクトの要因は非常に多くの因子が存在し，それら単発で起こる場合もあるが複合的に組み合わさって見られることもある．
　検出器の感度の不均一性から欠損像や斑，SPECT画像においては，リング上のアーチファクトができることもある．
　近年の装置では感度の不均一性に対する補正や，エネルギーおよび直線性の補正を自動的に行う機能も搭載しており，検出器の信頼性がかなり向上している．
　CT装置を踏査したSPECT/CT装置も一般的になり，被写体により放出されたガンマ線の減弱を補正する精度の高いRI画像を得られるようになったが，これらの補正に対する正確性を判断する知識や経験なども要求される．
　また，より検出効率の高い半導体検出器を備えた装置も登場し，感度やエネルギー分解能などが高性能になったことで，使用できる放射性同位元素の組み合わせや撮像方法も多様化してきている．
　日常の検査を実施するうえで装置の性能を維持するためには，日常点検や保守点検をマニュアル化して定期的に実施することが大切である．

1. 被写体の動き

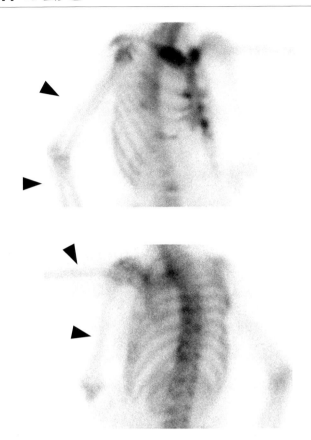

◆**現象**

骨シンチグラフィにおいて上肢が二重に描出される（写真▶）．

◆**原因**

撮像中に上肢を動かしたことにより生じた現象．

◆**対策**

患者への検査説明を十分行い協力を得る．

無理のない被写体の固定を行う．

撮像時間を短縮する．

◆**ワンポイントアドバイス**

患者の病態や身体状況を理解し，無理のない撮像体位で撮像する．

撮像時間を短縮する場合は，カウント不足による画像の劣化に注意する．

2. 被写体の排泄物による汚染など

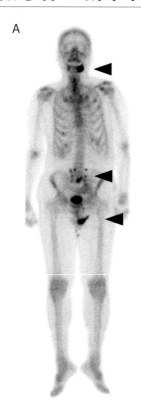
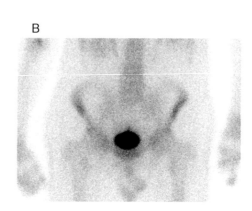

◆現象

骨シンチグラフィ全身前面像（写真 A）において，下部腰椎ならびに左大腿内側に高集積を認める．

◆原因

腎臓より排泄された放射性医薬品を含む尿が，着衣に付着して生じた異常集積像である．

◆対策

尿が付着した衣服などを除去し検査着等に着替え，再撮像を実施（写真 B）することにより骨外集積であることを確認した．

その他の対策として，多方向撮像を行うことにより集積位置の同定を行い，病巣への集積との鑑別を行う．

◆ワンポイントアドバイス

骨転移の典型的なパターンである血行性転移は骨髄へ定着するが，高集積部位の位置や形態に違和感を感じる（左下顎部は病変）．

排泄された尿以外に膀胱内の高集積は，ハレーションを生じ画質を低下させる可能性もあり，病変部によっては集積が重なり診断に支障を与える．

また，遮蔽物（ベルトのバックルや着衣ポケット内の金属など）も欠損像を生じることもある．

3. 高集積（放射性医薬品投与）による影響

左下肢前面像　　　　　左下肢後面像

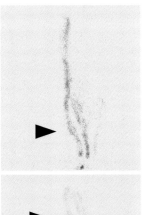
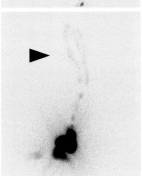
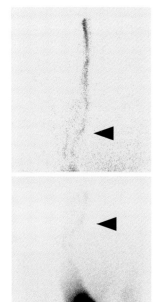

◆**現象**

悪性黒色腫に対する左下肢のリンパ管シンチグラフィで，上段に大腿部中間～下腿中間，下段に下腿中間～足背部（高集積部分は放射性医薬品投与部位）である．リンパ管の描出に差が生じた（写真▶部分はほぼ同時刻の同部位）．

◆**原因**

足背部に皮下注射された放射性医薬品が高集積として撮像領域に存在するため，ハレーションを起こし画像の劣化および描出能に差が生じた．

◆**対策**

放射性医薬品などの高集積部分を撮像領域から除外する．装置や体位の状況から除外することが難しい場合は，鉛版などにより遮蔽することで画像に与える影響を低くする．

◆**ワンポイントアドバイス**

シンチグラフィの画像は階調に合わせた相対値で表示されるため，描出する関心領域を適切に設定し撮像を行うことが大切である．

4. 高集積（血管外漏出）による影響

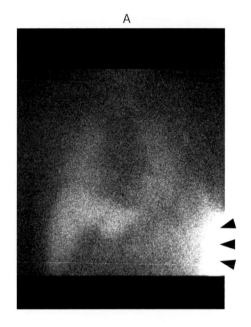
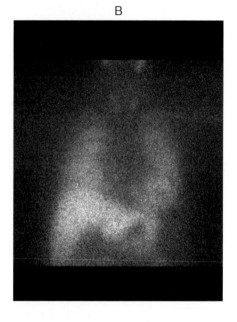

◆**現象**

^{123}I-MIBG を用いた心臓交感神経イメージングにおいて，被写体左側下部に高集積を認める（写真 A）．

◆**原因**

放射性医薬品を左尺骨側皮静脈に投与する際に血管外漏出をきたしたため，ハレーションを生じた．

◆**対策**

静脈注射の際に血管確保状態を入念に確認する．

放射性医薬品の投与を，血管を損傷させないようにゆっくり行う．

適切な画像を得るために，左側上肢を横に開くとともに鉛版などにより遮蔽し，高集積部分を撮像範囲から除外する（写真 B）．

◆**ワンポイントアドバイス**

^{123}I-MIBG を用いた心臓交感神経イメージングは交感神経の機能異常を評価することが可能であり，早期相および後期相を撮像し，心臓/上縦隔比や洗い出し率を算出する．放射性医薬品が正しく静脈に投与されず血管外漏出をきたした場合は，体内吸収経路の違いにより心筋および縦隔部への吸収速度が異なり，心臓/上縦隔比や洗い出し率に誤差が生じる．

本件の場合は血管外漏出された放射性医薬品が緩やかに吸収されたため，後期相の心臓集積のほうが高値を示し，洗い出し率がマイナスの値になった．

5. 目的臓器外（肝臓への取り込み）の高集積によるもの

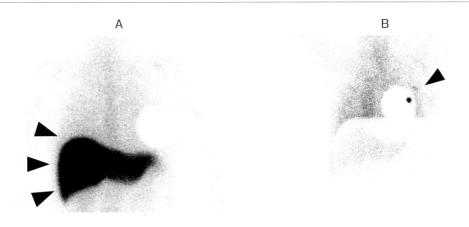

◆ 現象

^{99m}Tc フチン酸を用いた乳がんセンチネルリンパ節シンチグラフィにおいて，肝臓への高集積が認められセンチネルリンパ節の描出が困難になった（写真 A）．

◆ 原因

放射性同位元素を乳頭部近傍への皮下注射を行った際，静脈に一部が投与され肝臓への集積をきたした．同薬剤は大分子（コロイド）を形成しており，静脈内に投与された場合において肝臓内の貪食細胞（マクロファージ：クッパー細胞）に取り込まれる．

◆ 対策

乳腺部と肝臓が隣接しており，体位変換や撮像法で撮像領域からの除外困難であるため，肝臓部分を防護プロテクターで被い除外する．高集積部分が描出されなくなり，関心領域が適切な標的臓器となりセンチネルリンパ節への集積が描出された（写真 B）．

◆ ワンポイントアドバイス

目的外臓器を除外することで適切な画像が得られる．特にセンチネルリンパ節のような目的描出部位が小さく低集積の場合は，撮像時間なども含め繊細に撮像状況を設定して行う．

6. 目的臓器外（心臓外）の高集積によるもの

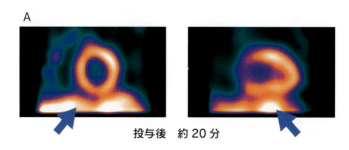

投与後 約 20 分

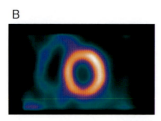
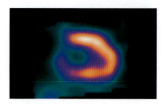

投与後 約 60 分

◆現象
^{99m}Tc 製剤における負荷心筋シンチグラフィにおいて，放射性医薬品投与後約 20 分で撮像したところ，心筋の下壁側に心外高集積を認め心筋の一部に描出不良を認めた（写真 A）．

◆原因
放射性同位元素投与後より肝臓や胆嚢への集積が始まり，状況によっては心筋への集積より高くなり隣接する場合がある．

◆対策
60 分程度時間をおいて再撮像を行うことにより，肝臓の集積が下がり適切な心筋の描出となった（写真 B）．

◆ワンポイントアドバイス
本件の場合は肝臓の集積が低下するのを待ち撮像したが，画像処理の際に再構成範囲から心外集積部分を除外して行うことにより回避できる場合もある．その他，撮像体位の変更や炭酸水などを飲用し胃を拡張させることにより，臓器位置の改善がみられることもある．

7. 画像再構成不良

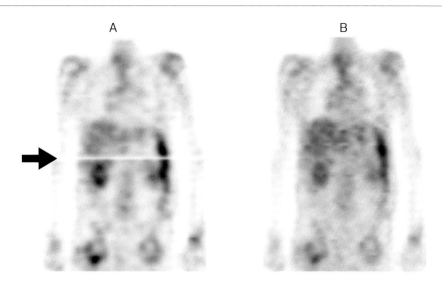

◆現象

ガリウムシンチグラフィにおいて2検出分の全身像撮像を行った際，画像接合部に欠損が生じた（写真A）．

◆原因

画像再構成時において，マトリックス2段分の出力強度が0に置き換えられたため欠損像として認められた．

◆対策

画像再構成を変更することにより適切な出力強度の画像になった（写真B）．

◆ワンポイントアドバイス

本件の場合，画像処理段階での原因究明は困難であり，装置メーカーに問い合わせを行い状況（特定のマトリックスサイズと撮像プロットコールが組み合わさることで発生するプログラムのバグ）が把握できた．画像再構成方法の変更は，再構成不良が発生した場合に試してみる方法のひとつであるが，画質が変わることによる診断への影響を考慮する必要がある．

参考文献

1) 恵田成幸, 小田正記, 水谷和正：RI 検査. 総合医用画像技術研究会（編）：医用画像のアーチファクト―原因と対策―. 三輪書店, 1998, pp.134-141
2) 玉川芳春（監）, 江原　茂（編）：THE ATLAS OF BONE SCINTIGRAM 骨シンチグラム症例集. 第一ラジオアイソトープ研究所, 2002, pp.94-95
3) 日本核医学技術学会（編）：最新核医学検査技術. 心臓交感神経シンチグラム, メディカルトリビューン, 2001, pp.108-109
4) 橋本　順：心筋血流 SPECT. 西村恒彦（編著）：BRAND NEW 心臓核医学. 金原出版, 2012, pp.16-21
5) 山科昌平, 山﨑純一：MIBG 撮像の注意と定量. 西村重敬, 小林秀樹（編著）：心臓核医学コンプリートマニュアル―必須知識・基礎知識のすべてを網羅. メジカルセンス, 2004, pp.110-111

6 PET 部門

麻生智彦・田北　淳・清水雄平
国立がん研究センター中央病院放射線技術部

概　要

　PET（positron emission tomography）検査は，放射性薬剤を静脈注射や吸入などの方法により投与し，体内から約180°方向に放出される消滅ガンマ線を同時に計測し（**図1**-①），細胞の代謝などを画像化するものである．

　PET収集の方法には，2Dまたは3D収集がある．近年では，TOF（time-of-flight）技術や半導体検出器を搭載している装置も普及しつつあり，画質の向上が期待されている．

　PET検査では，SUV（standardized uptake value）等の指標を用いて半定量化することができる．SUV等を用いるには各種補正（**表1**）が必要である．また，SUV値の精度は体重，投与量，投与時刻などの要因や再構成法などの技術的要因で変化するため，日々の機器の精度管理が重要である．

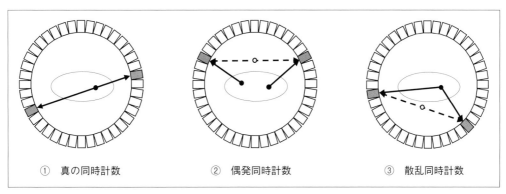

① 真の同時計数　　② 偶発同時計数　　③ 散乱同時計数

図1　PETにおける同時計数の種類

表1　PETでのさまざまな補正法

補正法	内　容
減弱補正	体内で発生した消滅ガンマ線は計測されるまでに被検体を構成する物質により減弱される．この減弱を補正する．外部線源やCT（MRI）などを用いる方法がある．
偶発同時計数の補正	被検体の異なる地点で発生した消滅ガンマ線を偶発的に同時と認識することがある．これを補正する．シングル計数率や遅延計数ウインドウなどを用いる方法がある（図1-②）．
散乱同時計数の補正	体内で発生した消滅ガンマ線は被検体を構成する物質により散乱し，飛程が変化するため，消滅ガンマ線の発生場所がずれてしまう．このずれを補正する．減弱係数マップを用いる方法などがある（図1-③）．

アーチファクトについて

　PET検査におけるアーチファクトはPET装置や被験者の体動などに起因するものがある．
　現状，PET装置はCT装置と一体となったPET/CT装置として普及している．また，近年ではMRI装置と一体となったPET/MRI装置が登場している．これらの装置は，PET画像を補正する際にCTやMRI画像を利用する．そのためCTやMRI装置に起因するアーチファクトは，PET装置側に起因するアーチファクト同様にPET画像に影響を与える．アーチファクトの影響を受けた画像はSUV値の変動，病変の見落としや偽陽性といった誤診を招く可能性があるため注意が必要である．CTやMRI装置で発生するアーチファクトに関してはそれぞれの章を参照いただきたい．
　また，PET画像は被験者の状態によっても大きく影響を受けるため，問診や検査説明等がより良い検査となり診断の手助けとなる．

1. 体動によるアーチファクト

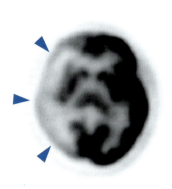 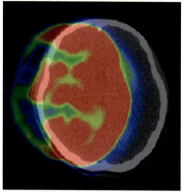

◆現象

　頭部のPET画像にて脳のFDG(フルオロデオキシグルコース)集積に左右差が認められ，右半球の集積が低下している(▶)．Fusion画像にてCT画像とPET画像にずれが生じている．

◆原因

　PET収集中に咳をしたことにより，PET収集時とCT撮影時の体位が変わった．そのため吸収補正が正確に行われなかったことが原因である．

◆対策

①ポジショニングの際，検査終了まで動かないよう指導する．体動によるアーチファクトが認められた場合は体動のある部分の再撮像を行うことが望ましい．

②固定具の使用．

③長時間の仰臥位が難しそうな患者の場合は，頭部より収集することも考慮する．ただし，膀胱にFDGが溜まり骨盤部の画像に影響が出る可能性があるため，診断目的などを考慮し判断する．

◆ワンポイントアドバイス

・体動により吸収補正が正確に行われなければ，FDG集積に変化がみられるため病変を見落とす可能性や病変を作りだすこともありうるため注意が必要である．

・体動の程度によってはPET画像だけでは正確な判断ができないこともあるため，Fusion画像も確認し，検査を終了させることが重要である．

2. 体動によるアーチファクト

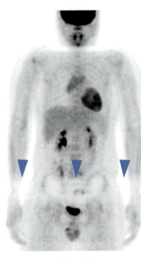

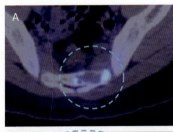

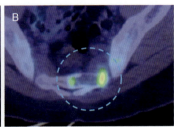

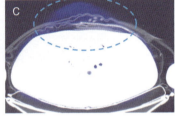

MIP 画像　　　　Fusion 画像（A. 体動あり　B. 体動なし　C. WL，WW 変更）

◆現象

　写真左の MIP 画像にて骨盤部に帯状に FDG の集積低下が認められる（▶）．写真右の A はアーチファクト部分の Fusion 画像である．B は同部位の再撮像後の Fusion 画像である．A は B と比較してスライス断面全体の FDG 集積が低下し，病変部の集積も低下している（◎）．

◆原因

　WL，WW を変更した Fusion 画像（写真右の C）より PET 撮像時に手が骨盤部上に移動していたことが確認できる（◎）．CT 撮影時と PET 収集時の手の位置が異なることによって，散乱線補正が過補正になったことが原因である．

◆対策

①ポジショニングの際，検査終了まで動かないよう指導する．体動によるアーチファクトが認められた場合は動いた部位を再撮像することが望ましい．

②散乱線補正が過補正になっている可能性があるため，散乱線補正を行わない PET 画像を再構成することにより，アーチファクトは大幅に低減される場合がある．

◆ワンポイントアドバイス

・CT 撮影を行い被写体の形状，境界，密度を決定し，PET データから散乱分布を得る．その後 CT 画像をもとに被写体外の散乱の大きさを決定するため，CT 撮影時と PET 収集時の体位が異なると被写体の境界外にある放射能を散乱線として誤認識する．これにより散乱線の過大評価とそれに伴う PET 画像での集積低下を引き起こす．特に体幹から離れる方向に動いた場合，画像に散乱線補正の影響が大きく現れる．そのため腕など CT 撮影時より外側へ動かないよう固定を工夫するとよい．

・腕の動きの場合は吸収補正よりも散乱線補正の影響が大きい．そのため散乱線補正を行わないことでアーチファクトは低減できるが，SUV の評価には使用できないことに注意する．

3. 金属アーチファクト

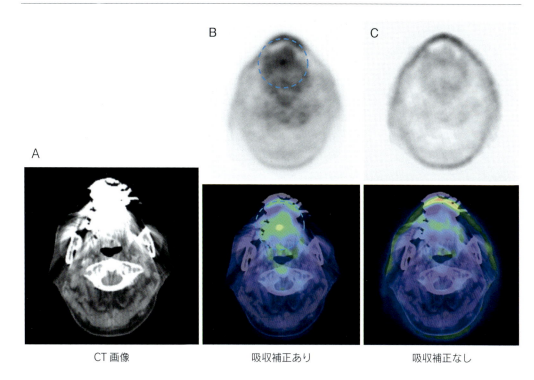

CT画像　　　吸収補正あり　　　吸収補正なし

◆現象

口腔部のCT画像（写真A）にて義歯による金属アーチファクトを認める．写真BのPET画像またはFusion画像にて口腔部に高集積部を認める（○）．写真CのPET画像とFusion画像では高集積部が消失している．

◆原因

義歯の金属アーチファクトにより口腔部を高吸収部位と誤認識し吸収補正が行われた．そのため過補正され，高集積となった．

◆対策

①吸収補正を行わないPET画像を再構成し，高集積部位が消失するか確認を行う．
②金属アーチファクトの影響をできる限り抑える工夫をする．

◆ワンポイントアドバイス

・吸収補正を行わないPET画像は，SUVの評価には使用できない．そのためアーチファクト部の高集積が病変か過補正によるものかの判断目的のみに用いなければならない．
・近年，金属アーチファクトを低減させる画像再構成処理が搭載されているPET/CT装置が普及しつつある．この技術を利用することで金属アーチファクトの影響を少なくした吸収補正が可能となる．

4. 検出器不良によるアーチファクト（模擬）

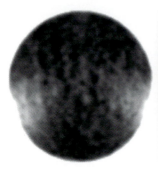 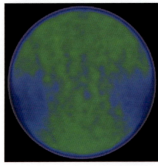 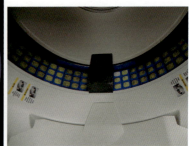

◆現象
PET 画像にて左右対称に FDG 集積が低下している部分が認められる．Fusion 画像でも同じ位置に同様の現象が認められる．

◆原因
写真のように PET 側検出器上に鉛を置き（4 ブロック 2 列：計 8 検出器を覆っている状態），消滅放射線が同時に計測されない状態であるため，サイノグラムに影響を与えたことが原因である．

◆対策
検出器の不具合は修理・交換が必要である．

ただし，不具合を起こしている検出器の周りや対向の検出器によりデータ補完する機能を備えた装置もあり，PET 側検出器 1 個の不具合であれば検査可能な場合もある．

◆ワンポイントアドバイス
・検出器の異常を見逃さないためにも日常点検を行うことが重要である．
・不具合を起こした検出器の場所や個数によってアーチファクトの現れ方は異なる．ただし，サイノグラムを確認することで検出器の異常かどうか判断できる．

＊本症例は検出器の不具合を模擬したものであり，参考例として提示した．
検出器の不具合で必ずしも本症例のような画像となるとは限らない．

5. さまざまな設定間違いによる画像への影響

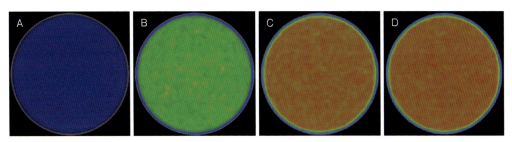

Fusion 画像（A. 正常画像　B. トレーサーの間違い　C. 投与時刻入力の間違い　D. 投与量入力の間違い）

◆現象

　18 F を用いたファントムの Fusion 画像である．写真 A は正常画像である．B，C，D は正しい画像と比較して色合いが異なっている．

◆原因

　B はトレーサーの選択ミス（18 F を使用しているにもかかわらず，11C を選択）．
　C は投与時刻の入力間違い（実際より早い時刻を入力）．
　D は放射能量を入力し忘れ（投与量が 0 MBq の状態）．
　B，C においては撮像を開始する準備段階で，必要条件の入力ミスにより時間減衰補正が誤ってしまうことが原因である．
　D においては投与量が入力されていないため，SUV での表示ができない．そのため装置が自動的に単位を変更して表示したためである．

◆対策

　①撮像開始前の確認．時間に余裕があれば検査後に入力情報など再確認することが望ましい．
　②白黒の PET 画像だけでは判断できないことがあるため，検査終了後に Fusion 画像で確認を行うことが望ましい．

◆ワンポイントアドバイス

・トレーサー情報については検査終了後に変更できない機種もあるため，撮像開始前のトレーサー確認は重要となる．
・複数の核種を使用する施設では，あらかじめ核種ごとのプロトコルを作成しておくとよい．
・その他の条件は検査終了後でも変更可能であるが，画像の異常に気づくことができるかがポイントである．

6. 吸収補正（MRAC）エラーによるアーチファクト

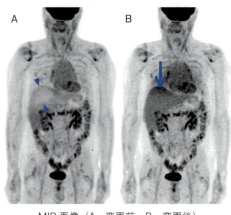

MIP 画像（A. 変更前　B. 変更後）

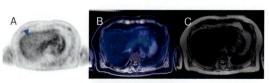

変更前（A. PET 画像　B. Fusion 画像　C. MRI 画像）

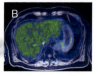

変更後（A. PET 画像　B. Fusion 画像）

◆現象

PET/MRI 検査の画像である．写真左の MIP 画像 A にて肝臓の一部が白く抜けている（▶）．写真右上の変更前の PET 画像 A でも肝臓の内部が白く抜け（▶），Fusion 画像 B では肝臓にほとんど集積が見られない．MRI 画像 C では肝臓が T2 強調画像で低信号を呈している．

◆原因

定期的な輸血を行っていたため，肝臓に高度に鉄が沈着している状態であった．そのため肝臓の信号が低下し，空気と誤認識したことによる吸収補正（MRAC）エラーである．

◆対策

軟部組織を空気と認識しているため，MRAC の範囲を軟部組織と認識させるよう変更する．

ただし，MRAC の範囲を変更した画像は不確かな画像であるため，参考画像として取り扱わなければならない．MRAC の範囲を変更した PET 画像（写真右下 A）と Fusion 画像（写真右下 B）を見ると肝臓の FDG 集積は一見正常に見えるが，写真左の MIP 画像 B で肝臓上縁部の FDG 集積にムラが出現している（→）．

◆ワンポイントアドバイス

・PET/MRI 装置の吸収補正法については各装置メーカーによって手法が異なる．

Dixon-AC 法：Dixon 法を用いた一般的な吸収補正法．体内組成を軟部，脂肪，肺，空気の 4 つに分類して補正を行う．ただし，欠点として骨の情報は無視されている．また大量の胸水や腹水，人工関節などの高吸収な物質がある場合も吸収補正エラーが発生することがある．

Atlas-base（Model-base）：標準解剖構造を作成し，患者の脳 MRI との間で非線形処理を行うことで，間接的に患者の疑似 CT 画像を推定する．そのため骨の情報も含まれる．欠点としては，標準解剖構造と大きく異なる症例や術後症例では用いられないこともある．個人差の少ない，頭部の吸収補正に用いられる．

Zero echo TE-AC 法（Ultra short TE-AC 法）：TE の短い MRI シークエンスを用いて骨の推定を行い補正する．

7. 輪郭抽出エラーによるアーチファクト

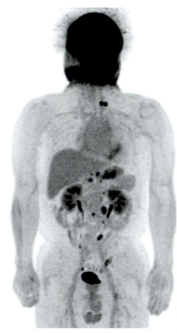

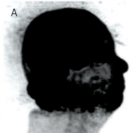

MIP 画像（側面）（A．変更前　B．変更後）

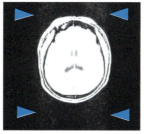

MIP 画像（正面）　　　MRI 画像

◆**現象**

　FDG を用いた PET/MRI 検査の画像である．
　写真左または写真右上 A の MIP 画像にて頸部から頭部にかけて画像が黒くなるアーチファクトを認め，頭部外側にノイズの広がりを認める．また，写真右下の MRI 画像にて前後方向にノイズを認める（▶）．

◆**原因**

　Head-Neck コイルからのノイズの影響により輪郭の抽出エラーが起き，頭部を頭部と認識できなかったため吸収補正（MRAC）が正確に行われなかったことが原因である．

◆**対策**

　Dixon-AC 法で行っていた吸収補正を Atlas-base による吸収補正法に変更することで，頭部領域に関しては回避できる（写真右上 B）．

◆**ワンポイントアドバイス**

　この症例はコイルからのノイズが原因であったが，輪郭の抽出エラーはさまざまな要因で起きる可能性があることを認識しておく必要がある．

8. 前処置不良（高血糖）

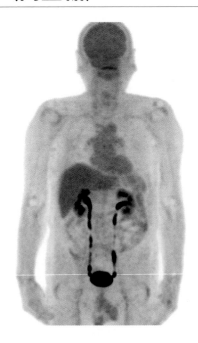

◆現象

MIP画像にて脳のFDG集積が低下している．また，バックグラウンド集積の高い画像となっている．

◆原因

糖尿病のため糖尿病薬を内服中の患者であった．検査直前の血糖値が360 mg/dLと高血糖状態であったことが原因である．

◆対策

検査前の食事などの摂取により血糖値が高い場合は，摂取後4時間以上空けて検査を行う．糖尿病薬の内服に関しては医師の指導のもと対応する．

◆ワンポイントアドバイス

・血糖値は診断能に影響を与えることがあるため，検査直前に測定することが望ましい．
・高血糖状態の患者の画像は，脳の集積だけでなく，腫瘍の集積も低下し，バックグラウンド集積が増加するのが特徴である．そのため病変の検出能が低下する可能性があることは認識しておかなければならない．
・前処置を適切に行っても血糖値が高い場合（150 mg/dL以上）は，診断能が低下する可能性をふまえて，医師に検査を行うかの判断をあおぐ．

9. インスリンの使用

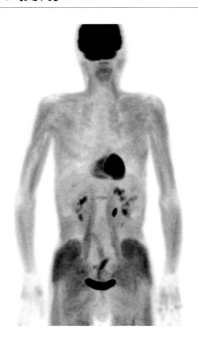

◆現象

MIP画像にて全身の筋肉や脂肪へのFDGの集積が目立つ．また，心筋にはFDGが高度に集積している．

◆原因

インスリン内服患者であった．

◆対策

インスリンを使用しているかどうかFDG投与前に確認を行う．インスリンを使用した場合は，4時間以内のFDG投与は避けることが望ましい．ただし，インスリンの使用を止められない場合は医師に判断をあおぐ．

◆ワンポイントアドバイス

・インスリンを使用した患者の画像は，全身の筋肉・脂肪にFDGの亢進がみられるのが特徴である．そのため腫瘍の集積が過小評価され，診断に適さない画像となる可能性があることを認識しておかなければならない．また，脳や心筋のFDG集積は増加する場合が多い．
・血糖値よりも血中インスリンが画像に大きく関係する．そのためインスリンを使用した場合，血糖値が正常範囲でも血中インスリン値が高ければ同じような画像となり，精度の低い検査となる．

10. PET薬剤（FDG）の動脈内投与

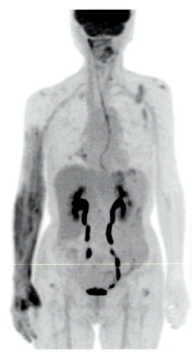
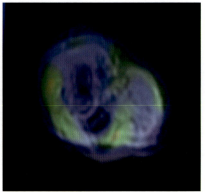

◆現象
FDGを用いたPET/MRI検査の画像である．
MIP画像にて右前腕から上腕の一部にかけて，FDG集積の亢進が認められる．
Fusion画像では筋肉への集積が目立つ．

◆原因
FDGを静脈へ投与するところを誤って動脈へ投与したことが原因である．

◆対策
血管確保の困難な患者では拍動があるか細心の注意を払う．

◆ワンポイントアドバイス
・血圧が低い，血管が細い，動脈硬化などで拍動が触れにくい患者で起こりやすい．
・動脈にFDGが投与された場合，1時間以上経過しているにもかかわらず投与部位より末梢側にFDGが保持されることが特徴的である．
・体幹部は診断に耐え得る画像となるが，SUVに影響を与える可能性があることを認識しておく必要がある．

11. インフルエンザワクチン接種

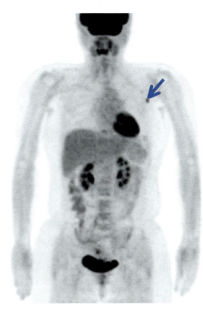
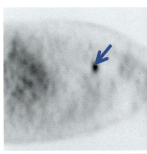
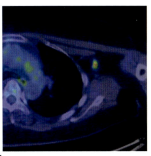
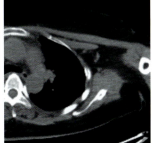

◆現象

> MIP画像またはPET画像にて左腋窩部にFDG集積を認める（→）．
> CT画像を参照にFusion画像を見ると，左腋窩リンパ節に一致してFDG集積が認められる．

◆原因

PET/CT検査3日前にインフルエンザワクチンを接種したことにより，リンパ節に一過性の炎症が起きたことが原因である．

◆対策

①事前の問診等により情報を得ておく．また，FDGをワクチン接種部位とは反対側の腕から投与することで回避することができる．

②可能ならばワクチン接種後，数日以上空けて検査を行うことが望ましい．

◆ワンポイントアドバイス

インフルエンザワクチンだけではなく，その他のワクチン接種でもリンパ節の一過性の炎症を引き起こすことがある．その場合，偽陽性病変となりうるため事前の情報共有は重要である．

12. 骨髄への集積

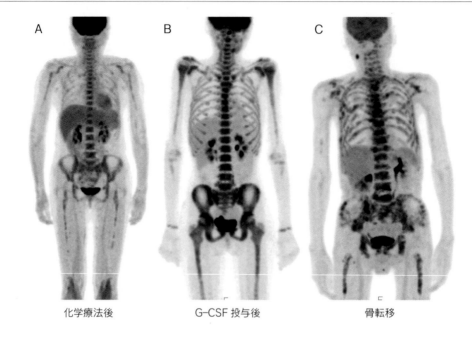

化学療法後　　　　G-CSF 投与後　　　　骨転移

◆**現象**

すべての MIP 画像にて骨髄集積の亢進がみられる．

◆**原因**

写真 A は化学療法後の患者である．写真 B は G-CSF（顆粒球コロニー刺激因子）投与後の患者である．写真 C は骨転移の患者である．

◆**対策**

①化学療法終了後，少なくとも 3 週間（可能なら 6〜8 週間）空けて検査を行う．

②G-CSF 製剤治療後は 2 週間以上空けて検査を行う．

◆**ワンポイントアドバイス**

・化学療法後，G-CSF 製剤投与後，造血成長因子（HGF）投与後，免疫療法後，放射線治療後などでも骨髄集積が亢進することが知られている．また，外傷，感染症，貧血などでも骨髄集積は亢進することがあり，これまでの患者の病歴・治療経過などが重要な情報となる．

・全身の骨髄に FDG 集積が認められ，骨転移が疑われる場合は下肢全体の追加撮像を検討する．

・放射線療法，化学放射線療法後は，8〜12 週間（少なくとも 3 週間）空けて行うことが望ましい．

ただし，治療後から PET 検査までの期間についてはさまざまな報告があるため，検査の必要性に応じて臨床の現場で判断する必要がある．

13. 乳腺への集積

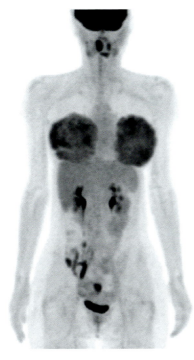
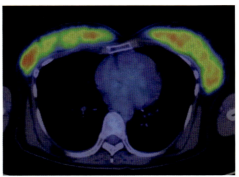

◆現象

MIP 画像にて胸部に 2 つの大きな FDG 集積を認める．Fusion 画像で両側乳腺に集積していることがわかる．

◆原因
出産 3 カ月後で授乳中の患者であった．そのため乳腺組織が発達していたことが原因である．

◆対策
①検査前の問診等により情報を得る．
②可能ならば検査時期の変更を考慮する．

◆ワンポイントアドバイス
・授乳婦には原則として PET 検査を行わないことが望ましい．診断上の有益性が被ばくの不利益を上回ると判断される場合にのみ検査すること．
・FDG は乳汁へ移行するため，乳幼児の内部被ばくを避ける目的で，24 時間は授乳を中止する．また，乳腺や乳頭に FDG が高度に集積するため，外部被ばくを避ける目的で，12 時間は乳幼児との長時間の密接な接触は控えることを指導する．

14. 生理的集積（筋肉集積）

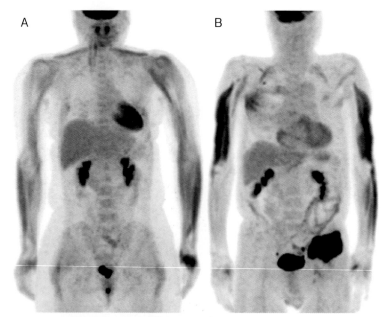

MIP画像（A. 全身の筋肉が炎症　B. 一部の筋肉が炎症）

◆現象

写真AのMIP画像にて全身の筋肉へのFDG集積が亢進している．写真BのMIP画像では両側上腕部，左前腕部の一部，右大胸筋へのFDG集積が亢進している．

◆原因

写真Aは全身が筋肉痛の状態の患者であった．

写真Bは普段から上肢（特に上腕の筋肉）を使うような動きを行っていることが推測できる．実際は普段から松葉杖を使用している患者であった．

両症例ともに筋肉が炎症を起こしている状態だったことが原因である．

◆対策

前日から激しい運動を控えるように指導すること．

◆ワンポイントアドバイス

筋肉集積は偽陽性所見を呈するなど診断に影響を与える可能性がある．そのため検査終了後，画像の確認により筋肉集積が認められた場合には，筋肉を使うことがあったかの確認を行うことが望ましい．そこで得られた情報を診断に役立たせるため，情報共有を行うことが重要である．

15. 生理的集積（褐色脂肪組織）

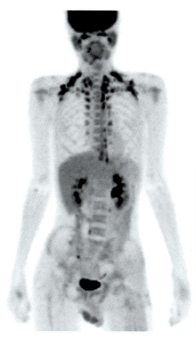
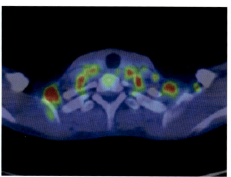

◆現象

MIP画像にて頸部，両側鎖骨上，傍椎体領域にFDG集積を認める．Fusion画像では脂肪層に一致してFDG集積を認める．

◆原因

9月末の検査であり，体が冷えていたため，褐色脂肪細胞が活性化していたと考えられる．褐色脂肪細胞が活性化し，熱産生が高まるとグルコースの利用も亢進するためFDGが褐色脂肪に集積する．

◆対策

特に冬場は体を冷やさないよう心がける．

◆ワンポイントアドバイス

- 左右対称にFDG集積が認められ，Fusion画像でFDG集積が脂肪に一致していることが特徴である．そのことにより病的集積かの判断ができることが多いが，リンパ節転移への集積と区別できない場合もあるため注意が必要である．
- 小児や若年者でやせ型の人，寒冷時期に出現する頻度が高い．
- 褐色脂肪組織は鎖骨上窩，頸部周囲，椎体周囲，心臓周囲，腎臓・肝臓周囲に存在する．

参考文献

●体動によるアーチファクト
1) 古田明大，大西英雄，甲谷理温，他：CTおよびPET撮像時の位置ずれにおいてscatter limitation correctionが散乱線補正に与える影響：物理ファントムによる評価．日放技学誌 **73**(3)：185-193，2017
2) Lodge MA, Mhlange JC, Cho SY, et al：Effect of patient arm motion in whole-body PET/CT. J Nucl Med **52**(12)：1891-1897, 2011

●吸収補正（MRAC）エラーによるアーチファクト
3) 関根鉄朗，小林靖宏，木村克美，他：PET/MR機におけるMRを用いた吸収補正法の進歩．臨床核医学 **50**(4)：56-61，2017

●前処置不良（高血糖）
4) 日本核医学会：FDG PET, PET/CT 診療ガイドライン 2018. pp.14-15
5) VERSUS研究会（監），横野重喜，高橋正昭，小野口昌久，他（編）：超実践マニュアルRI．医療科学社，2006，p.198

●インスリンの使用
6) 西村恒彦，佐治英郎，飯田秀博（編）：クリニカルPET 一望千里．メジカルビュー社，2004, pp.82-83
7) 社団法人 日本アイソトープ協会医学・薬学部会 放射性医薬品専門委員会：薬による放射性医薬品の体内挙動の変化について．Radioisotopes **56**(1)：33-46, 2007

●PET薬剤（FDG）の動脈内投与
8) Kumar K：Abnormally increased uptake of 18 F-FDG in the forearm and hand following intra-arterial injection—hot forearm and hot hand signs. Br J Radiol **82**(984)：995-999, 2009

●インフルエンザワクチン接種
9) Shirone N, Shinkai T, Yamane T, et al：Axillary lymph node accumulation on FDG-PET/CT after influenza vaccination. Ann Nucl Med **26**(3)：248-252, 2012

●骨髄への集積
10) Cheson BD, Pfistner B, Juweid ME, et al：Revised response criteria for malignant lymphoma. J Clin Oncol **25**(5)：579-586, 2007
11) Blodgett TM, Ames JT, Torok FS, et al：Diffuse bone marrow uptake on whole-body F-18 fluorodeoxyglucose positron emission tomography in a patient taking recombinant erythropoietin. Clin Nucl Med **29**(3)：161-163, 2004

●乳腺への集積
12) 日本メジフィジックス：医薬品インタビューフォーム FDGスキャン®注．2018年10月改訂（改訂第10版），p.19
13) Hicks RJ, Binns D, Stabin MG：Pattern of uptake and excretion of (18)F-FDG in the lactating breast. J Nucl Med **42**(8)：1238-1242, 2001

●生理的集積（褐色脂肪組織）
14) 斉藤昌之：褐色脂肪組織でのエネルギー消費と食品成分による活性化．化学と生物 **50**(1)：23-29，2012
15) 久保敦司（編）：FDG-PET検査の正常像とピットフォール．臨床放射線 **50**(11月別冊)：106, 201, 2005

7 超音波検査部門

佐野幹夫・水口 仁
刈田豊田総合病院放射線技術科

江藤芳浩
西田病院放射線部

概　要

　超音波検査は非侵襲的で簡便に行えるため，いろいろな診療の場面で使用されている．最近では技術開発に伴い，装置はすべてデジタル化され，軽量コンパクト化が進んでいる．また，マトリックスアレイプローブの実用化により，高分解能化とビームフォームを自由に変化させることが可能となった．さらに，ハーモニックやコンパウンド技術も向上し，今まで見えにくかったものがより鮮明に見えるようになった．

　こうした装置の進歩はアーチファクトの軽減にもつながっているが，超音波検査でのアーチファクトはすべてが検査の妨げになるわけではなく，診断に役立つものもあるので，アーチファクトの性質を理解して検査を行うことが必要である．

超音波検査の原理

　超音波装置の基本的なシステムブロック図を図1に示す．

　探触子内の振動子は，送られてきた電気パルスを機械的な振動に変換して超音波を発信し，生体内を伝搬し反射して戻ってきた超音波信号を探触子で受信して，その機械的な振動を電気パルスに変換する．変換されたすべての信号をビームフォーミング回路で個々のデータごとに受信遅延計算と加算処理を行う．形成された信号に必要な処理（B/Mモード信号処理，カラー信号処理，ドプラ信号処理）が施される．処理された信号ではそのままモニターに映すことができないため，デジタルスキャンコンバーターでデータの並びを超音波のスキャン方向である音線方向からモニターのラスタスキャン方向に並び替えを行いモニターに表示させる．

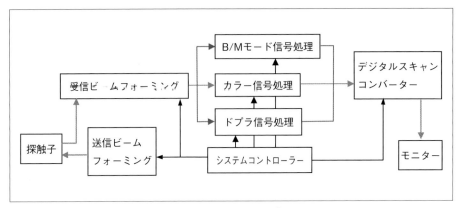

図 1　超音波装置システムブロック図

画像の表示方法

・A モード（Amplitude）
　超音波を送受信して得られたエコーの強度（振幅）を縦軸に，距離（深さ）を横軸にしたグラフとして表示したもの．初めて医療で使用されるようになったときの表示方法．
・B モード（Brightness）
　エコー強度を明るさの強弱に変換（輝度変調）して表示し，送受信する音波を少しずつ動かし 2 次元の断層像として表示したもの．一般的な超音波検査がこの方法である．
・M モード（Motion）
　B モードと同様にエコー強度を明るさの強弱に変換するが，送受信する場所を動かさずに同じ位置で送受信を行う．送受信した位置で得られた信号を横軸に時間，縦軸に距離（深さ）で表示したもの．心臓超音波検査で心筋や心臓弁の動きなどを見るときに使用される．

用語の説明

・音響インピータンス
　音響インピータンス（Z）は組織の密度（ρ）×組織の音速（C）で求められ，音波の通りにくさを表している．音波は反射，屈折，透過，散乱しながら進むが，音響インピータンスの差が大きいほど強く反射される．
・GAIN
　B モードではエコー強度を明るさの強弱に変換して表示しているが，この得られた輝度の増幅度合いを補正するもの．
・STC（Sensitivity Time Control）
　画面上にて特定の深さの輝度を調整するもの．装置内部で深さ方向に対して輝度の増幅を補正しているが，反射体が必ずしも一定ではないので深さごとの輝度を補正することで画面全体の輝度を均一にする．

- パルスドプラ法

　超音波の送信波をある長さのパルス波として送信し，その反射波を受信してから次のパルスを送信する．このように間欠的にパルス波を送受信する方法．間欠的に送受信することで任意の点（血管内など）での周波数の変化を捉えることができるため，その点での流速がわかる．

- 繰り返し周波数（PRF：Pulse Repetition Frequency）

　パルスドプラにおいて間欠的に送受信を行うときに，1秒間に送信する回数を繰り返し周波数という．

- ドプラ偏移周波数

　音波が動いている物体（血管内の赤血球など）に当たり反射して戻ってくると，送信したときの周波数と違う周波数で戻ってくる．この送信周波数と受信周波数の差をドプラ偏移周波数という．

　ドプラ偏移周波数は次の式で表される．

　　ドプラ偏移周波数 = 受信周波数（f_1）− 送信周波数（f_0）

$$= \frac{C + v \cdot \cos\theta}{C - v \cdot \cos\theta} f_0 - f_0$$

$$≒ (2v \cdot f_0 \cdot \cos\theta)/c$$

C：生体中の音速
v：血流速

- FFT 波形

　高速フーリエ変換（Fast Fourier Transform：FFT）による周波数解析によりドプラ偏移周波数を得ることができる．この得られた情報を縦軸に速度，横軸に時間で表した波形をいう．

- MTI（Moving Target Indication）フィルター

　2回以上の送信を行い，1回目と2回目以降の受信波をサブトラクション処理することで，動いているものを抽出することをMTIといい，余分な信号をカットするために下限値を決めることをMTIフィルターという．

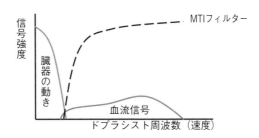

超音波アーチファクトについて

1．サイドローブ（Side lobe）によるアーチファクト

　振動子面から垂直に放射される音波をメインローブといい，その周囲に弱い放射線状に出る音波をサイドローブという．サイドローブはメインローブから離れるほど弱い音波となる．反

射体に当たって帰ってきたサイドローブが受信されると，サイドローブの反射体までの距離と同じ距離のメインローブ上に映し出されるアーチファクト．

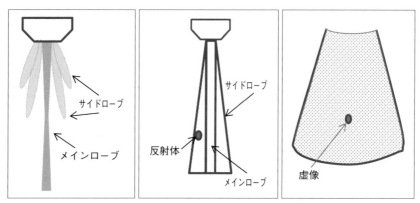

サイドローブによるアーチファクトの発生機序

2．グレーティングローブ（Grating lobe）によるアーチファクト

　セクタ電子スキャン方式やPhased Array方式などは振動子の送信するタイミングに遅延時間を設けることにより斜め方向に音波を送信するが，各振動子の位相がずれることにより送信波（メインローブ）と反対方向に音波（グレーディングローブ）が送信される．このグレーディングにより反射体が反対側にもあるように描出されるアーチファクト．
　グレーティングローブがアーチファクトを生じる原理はサイドローブと同じであるが，サイドローブアーチファクトはメインローブの近くに発生し，グレーディングローブの場合はメインローブから離れたところに現れることが特徴．

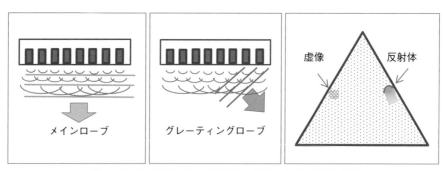

グレーティングローブによるアーチファクトの発生機序

3．多重反射（Multiple reflection）

　超音波が狭い境界の間で繰り返し反射することを多重反射といい，繰り返すごとにプローブに音波が帰ってくるため，繰り返した回数分等間隔で画像化されるアーチファクト．繰り返す回数が増えるごとに音波は弱くなる．特徴的な症例として胆嚢腺筋腫症での壁内結石やRAS（Rokitansky-Aschoff sinus）によるコメットサインがある．

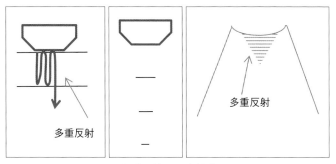

多重反射の発生機序

4. 音響増強（Acoustic enhancement）

超音波の反射や減衰が少ない物質の後方でエコーが高輝度に描出されるアーチファクト．

超音波の反射や減衰の少ない物質を通過すると，その後方はそのまま強い音波が伝わり，周囲と比べて強い音波がプローブに受信されるため高輝度に描出される．

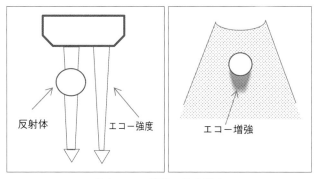

後方エコー増強の発生機序

5. 音響陰影（Acoustic shadow）

音響インピーダンスの差がある物質の境界や内部では反射，吸収，散乱などが発生する．音響インピーダンスの差が大きい場合は，その後方はほとんど音波が伝わらず，音波が消失した領域となる．

強い反射体としては結石，石灰化，骨など．強い吸収体としては消化管ガス，肺など．

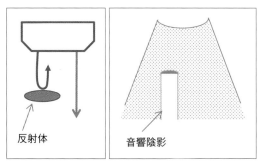

音響陰影の発生機序

6. 側方陰影（Lateral shadow）

　スネルの法則より音速が遅い物質から早い物質での境界面に対して，音波の入射角がある角度より大きくなると音波がすべて反射，屈折をする．球体の側面では音波の入射角が大きくなり，音波がすべて反射，屈折する．よって球体の側面の後方では音波が到達しないことになり，音波が消失した領域ができる．音速の速い物質から遅い物質へ進むときは全反射が発生しない．また，境界面が平滑でない場合は全反射が発生しづらいので，側方陰影が発生するには球体で辺縁が平滑，球体内の音速が周囲より速い場合に発生する可能性がある．

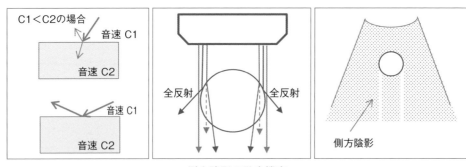

側方陰影の発生機序

7. ミラー効果（Mirror effect）

　横隔膜のような強い反射体が斜めに存在する場合にその境界面で音波が反射する．反射した音波の先に反射体があると，その物質で反射した音波が元の経路をたどって探触子に戻る．そのため，受信した音波は送信した音波の直線上にあると認識されるため，物質が強い反射体より深部に描出される．この強い反射体が鏡のような役割をすることからミラー（鏡面）現象といわれる．

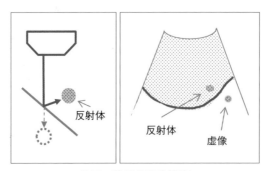

ミラー効果の発生機序

8．レンズ効果（Lens effect）

　音速は異なる物質の境界で屈折を起こす．その境界が音波に対して斜めに存在する場合，屈曲した音波の先に物質があると，物質で反射して元の経路をたどって探触子に戻る．屈折した音波で受信した媒体は音波が直進したものとして表示される．

　レンズ効果によるアーチファクトは，上腹部の正中で横断走査をした場合，くさび型の腹直筋の直下に出現することがある．

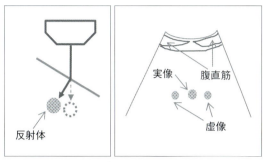

レンズ効果の発生機序

9．ドプラでの折り返し現象（Aliasing）

　カラードプラは，パルスドプラ法で得られた周波数の変化をカラー表示したものである．ドプラ効果により，近づいてくる音波は周波数が高くなり赤色に表示され，逆に遠ざかる音波は周波数が低くなり，青色に表示される．また，パルスドプラ法は間欠に送受信を行い，その超音波を送信する間隔を繰り返し周波数（PRF），送信周波数と受信周波数の差をドプラ変位周波数といい，このドプラ変位周波数から流速を求めることができる．検出可能なドプラ変位周波数は繰り返し周波数の1/2であることから，これを超える流速（周波数）部分は反対向きの血流として折り返して表示され，カラードプラでは逆方向の色で表示される．

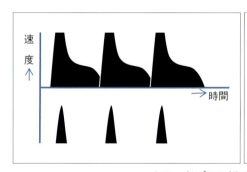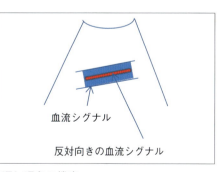

カラードプラの折り返し現象の機序

10. カラードプラでのモーションアーチファクト（Motion artifact）

　カラードプラでは動いている物質に音波が当たることにより周波数が変位する．このドプラ変位周波数から速度を求めて動いている物質をカラー表示している．超音波検査でのカラードプラは血流をカラー表示することを主な目的としているが，血流以外でもドプラ変位を起こす臓器や組織があればカラー表示される．例えば，心臓や動脈の拍動，呼吸などで臓器が動くとカラー表示される．また，臓器や組織が止まっていても探触子側が動くことでドプラ変位を起こしてカラー表示されることがある．このように対象物が動いていなくても周囲などの影響でカラー表示される現象をモーションアーチファクトという．

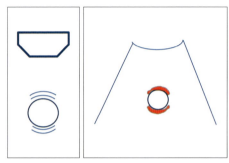

カラードプラのモーションアーチファクトの発生機序

1. サイドローブ（Side lobe）によるアーチファクト

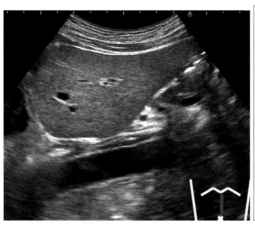
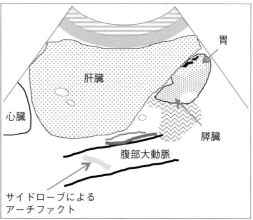

◆**現象**

この画像は腹部大動脈が描出される位置での肝左葉の縦断像．腹部大動脈の内部に血栓を疑われるような帯状のエコー像が認められる．

◆**原因**

サイドローブの方向に肝右葉境界部分の強い反射体があるため，メインローブからの信号と重なり腹部大動脈の内部に帯状のエコーが描出される．

◆**対策**

探触子を軸回転や入射方向を変えることでサイドローブ方向の強い反射体を外すことでサイドローブによるアーチファクトを回避することができる．

◆**ワンポイントアドバイス**

サイドローブによるアーチファクトは実際に存在するか否かの判別が必要となるが，多方向から観察することでアーチファクトの判別ができる．また，サイドローブ方向にアーチファクトの原因となるような強い反射体がないかを探すことも判別の方法の1つとなる．

2. 多重反射（Multiple reflection）

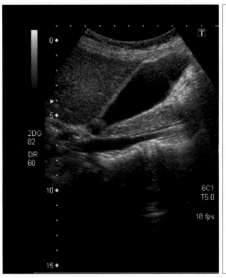
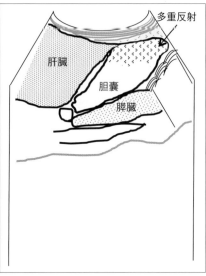

◆現象

　この画像は胆嚢のサジタール像で胆嚢底部に淡いデブリ様の画像が描出されている．探触子に近いところに描出され，遠く離れるほど薄れていく．肝臓の表面にも同様のアーチファクトは出ているが，胆嚢内腔は無エコーであるためアーチファクトがはっきりと映し出される．

◆原因

　音響インピーダンスの差があるところで超音波が反射されるため，探触子と腹壁（筋層等）や胆嚢壁との間で超音波の反射が繰り返され，繰り返した距離分の位置に多重反射によるアーチファクトとして描出される．

◆対策

　音波の入射方向を変えるためにプローブの位置をずらしたり，周波数の違う探触子に替えたりして観察する．探触子と腹壁との距離を離すためにキテコ（シリコンパッド）などの音波の通りやすい物質を間に置くことでアーチファクトが軽減することもある．

◆ワンポイントアドバイス

　肝臓表面や胆嚢内腔などに描出されることが多く，多重反射によって淡く描出される腫瘤などが見えない場合があることを念頭に置いて検査する必要がある．アーチファクトか病変かを判断するためには，上記の対策に加え，体位変換などで可動性があるか，または多方向から観察しても同じように描出されるかで判断する．

3. 音響増強（Acoustic enhancement）

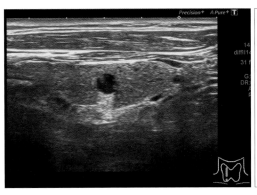 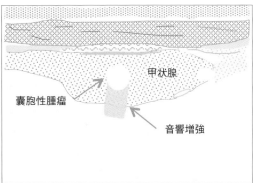

◆現象

　この画像は甲状腺右葉の縦断像で，甲状腺の中心部に類円形の嚢胞性腫瘤を認め，嚢胞性腫瘤の下縁から深部方向に甲状腺の実質エコーより高輝度のエコー領域を認める．

◆原因

　甲状腺内にある嚢胞性腫瘤の内部は音波の反射，減衰が少なく，嚢胞の後方は周囲より強い音波が伝わるため，その部分が周囲より高エコーに描出されている．

◆対策

　特定の深さのゲインを変更するSTC（Sensitivity Time Control）を調整することで音響増強を目立たなくすることは可能であるが，完全に消去することは困難である．そのため音響増強が描出された部分は多方向から観察する必要がある．

◆ワンポイントアドバイス

　音響増強が観察されることで内部構造が反射の少ない構造であることが推測され，鑑別診断の一助となる．肝臓を観察しているときに探触子に近い位置にある小さな嚢胞では，嚢胞自体ははっきりと描出されないが音響増強のみが描出されることがあり，存在診断に役立つことがある．

4. 音響陰影（Acoustic shadow）

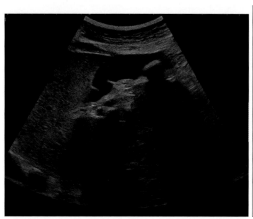 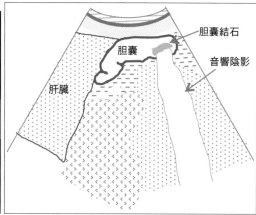

◆現象

この画像は胆嚢を長軸に描出した画像で，胆嚢内腔に strong echo を認め，その後方はエコー欠損として描出されている．

◆原因

音響インピーダンスの差が大きい境界面で音波がすべて反射するため，それより深部には音波が届かず音響陰影となる．

◆対策

音響陰影を除去することはできないため，音響陰影で描出されていない部分を多方向から観察することでブラインドエリアを少なくする．また，胆嚢結石のように移動するものであれば，体位変換をして胆嚢結石を移動させることでブラインドエリアを少なくする．

◆ワンポイントアドバイス

主に結石や腸管のガスで描出されるアーチファクトである．音響陰影の強い胆嚢結石を認めた場合は，音響陰影に隠れた胆嚢がんなどの病変を見落とさないように走査する必要がある．

5. 側方陰影（Lateral shadow）

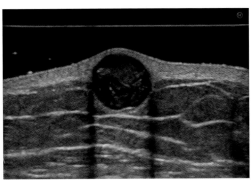 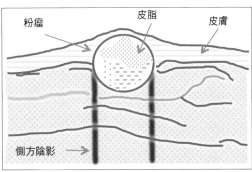

◆現象

この画像は皮下に位置する類円形，辺縁平滑で内部エコーを認める囊胞性腫瘤の粉瘤で，内部エコーは不均一で脱落した角質や皮脂の固まりを反映している．辺縁平滑な類円形の腫瘤であり，腫瘤側面部分から後方に筋状の音響陰影を伴う．

◆原因

音響インピーダンスや音速が異なる辺縁平滑な類円形の腫瘤であるため，腫瘤側面の境界で音波が全反射や屈曲することでエコー欠損が生じる．

◆対策

側方陰影を除去することはほぼできないため，音響陰影で描出できない部分を多方向から観察する．

◆ワンポイントアドバイス

側方陰影は音響陰影の一つであるが，側方陰影は腫瘤の辺縁が平滑で被膜を持つ場合に発生しやすいということが診断に活用できるため，特別に側方陰影と呼ばれている．側方陰影が描出される主な腫瘤として囊胞，肝細胞がん，乳腺粘液がんなどが挙げられる．

6. ミラー効果（Mirror effect）

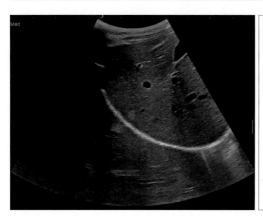
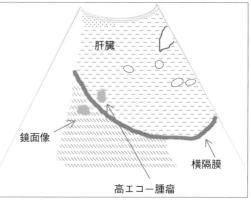

◆現象
この画像は肝臓の右肋弓窩走査での画像で，肝臓と横隔膜境界の線状高エコー部を挟んで2つの高輝度腫瘤が描出されている．肝実質や高エコーの肝腫瘤が横隔膜を境にして肺野側に描出されたものである．

◆原因
肝実質と横隔膜で音響インピーダンスの差が大きいため，送信された音波は横隔膜で反射される．横隔膜のような強反射体が送信波に対して斜めに存在する場合，音波は横隔膜に当たり斜めに反射される．反射した音波の先に今回の場合のように肝実質や高エコー腫瘤が存在すると，そこで音波が反射してそこまで経由してきたところを戻って探触子に受信されるため，横隔膜を境に正反対側に肝実質と高エコー腫瘤がアーチファクトとして描出される．

◆対策
音波の入射方向に対して強反射体が斜めに存在すると発生するアーチファクトであるため，強反射体を送信波に対して直角になるように探触子の位置をずらすことや，肋弓下走査であれば肋間走査などに変更して位置関係を変えたり，呼吸や体位変換で横隔膜の形状を変えることでアーチファクトが消失する．

◆ワンポイントアドバイス
ミラー効果によるアーチファクトは，主に肝臓を肋弓下走査しているときに横隔膜を鏡面として描出されるため理解しやすく，このアーチファクトが診断に影響を及ぼすことはほとんどない．

7. レンズ効果（Lens effect）

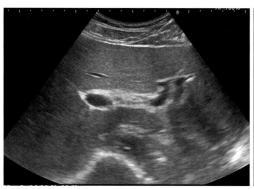
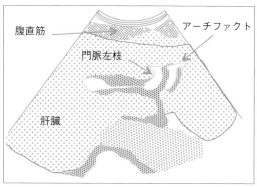

◆**現象**

　この画像は肝臓の右肋弓下走査の画像である．肝内門脈左枝臍静脈部が二重に描出されている．

◆**原因**

　くさび状の形をした腹直筋で音波が屈折して門脈左枝臍静脈部まで送信され，反射した音波が元の経路をたどって探触子に受信される．そのため，門脈左枝臍静脈部へ直進して到達した音波と屈折して到達した音波の両方が受信されたことで，門脈左枝臍静脈部が二重に描出される．

◆**対策**

　探触子を当てる位置を少しずらしたり，探触子の向きを変えたりすることで回避することが可能である．

◆**ワンポイントアドバイス**

　今回の症例のように明らかに通常とは違う画像の場合，アーチファクトと理解することは容易ではあるが，時として判断が難しい場合もある．腹直筋がくさび状に描出される位置でこのアーチファクトがよく見られる．この付近で同じものが2つもしくは3つ描出される場合は，多方向からの観察を行いアーチファクトとの鑑別を行うことが必要である．

8. 折り返し現象（Aliasing）

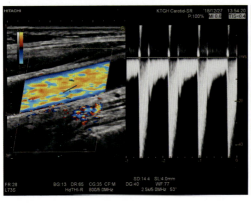
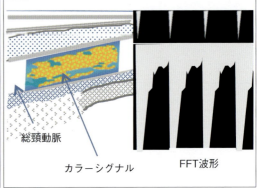

総頸動脈　カラーシグナル　FFT波形

◆現象

　この画像は総頸動脈のカラードプラ画像で，カラーシグナルが中心部は黄色で表示され，辺縁部は青色で表示されている．中心部と辺縁部とでは逆方向に血流があるように表示されている．また，右側のFFT波形を見ると，遠ざかる下向きの波形と近づく方向にも波形が見られる．本来であれば遠ざかる血流シグナルのみのはずが，逆方向に血流シグナルがあるように描出される．

◆原因

　カラードプラやFFT（Fast Fourier Transform）波形を使用するときに血流速度に合わせたPRF（Pulse Repetition Frequency）の設定が必要である．パルスドプラ法において検出可能なドプラ変位周波数は繰り返し周波数の1/2であり，これを超える周波数は反対向きの血流として捉えてしまう．PRFの設定が目的の血流速度に対して低く設定しているため，ドプラ画像およびFFT波形で折り返し現象が起こる．

◆対策

　PRFを上げることで高流速の血流を正しい血流方向で描出できる．またはベースラインシフトを行う，送信周波数を下げる，脈管と超音波のなす角度を大きくすることで折り返し現象を回避できる．

◆ワンポイントアドバイス

　カラードプラの色がまだらのときは血流が乱流しているか，カラーGAINが高いか，折り返し現象が起こっているかを考慮して検査する必要がある．ただPRFを上げすぎると低流速の血流シグナルが描出できなくなるので注意が必要である．ただし，最近の装置はドプラのサンプルマーカーの深い位置に移動させると，PRFを自動的に下げて最高検出速度が低下することや，視野深度や角度補正誤差などの他条件も変化することに留意する必要がある．

9. モーションアーチファクト（Motion artifact）

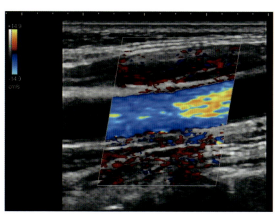 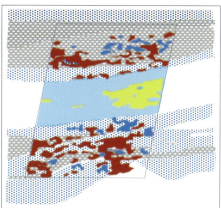

◆現象
この画像は総頸動脈のカラードプラ画像で，血管以外の部分にもまだら様もしくは点状に赤色と青色の血流シグナルが表示されている．

◆原因
カラーGAINを高く設定しているか，検出流速設定が低すぎる．また，血管壁や周囲結合組織のクラッタ成分の処理が不十分なことから，血管拍動による周囲組織の動きや探触子の動きがアーチファクトとして表示されている．

◆対策
カラーGainやMTI（Moving Target Indication）フィルタを適切に設定することでモーションアーチファクトを回避することができる．

◆ワンポイントアドバイス
モーションアーチファクトを回避するための対策を誤ると，実際にある低流速の血流シグナルを表示できなくなる場合があるので，アーチファクトか実際の血流シグナルかを鑑別しながら設定を調整する必要がある．

患者の体動や発声，呼吸などによって発生する場合は，患者に協力してもらうことも回避する方法の一つである．

参考文献

1) 日本超音波検査学会（編）：超音波基礎技術テキスト．超音波検査技術　37(7)（特別号），2012
2) 金森勇雄，井戸靖司，畑佐和昭，他：最新・腹部超音波検査の実践―基礎から造影検査まで―．医療科学社，2008
3) 総合医用画像技術研究会（編）：医用画像のアーチファクト―原因と対策―．三輪書店，1998
4) 甲子及人：超音波の基礎と装置　三訂版．ベクトル・コア，2006

8 放射線治療部門

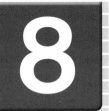

中村　勝・金田直樹・中村和彦
愛知医科大学病院中央放射線部

野口幸作
東京臨海病院放射線科

概　要

　放射線治療におけるアーチファクトについて考えたとき，画像診断に対し，その性格は異なる．さらに，旧態の放射線治療における，リニアックグラフィやコバルトグラフィの画像におけるアーチファクトと，現在の放射線治療システムの中で生じるアーチファクトは，その影響が大きく異なるものである．

　放射線治療計画の技術やアルゴリズムが進歩し，治療計画にCT画像やMRI画像等多くの画像が使用されるようになったことから，それらの画像の中で発生するアーチファクトは腫瘍や臓器等の輪郭描出や線量計算における投与線量精度に影響を及ぼす．

　また，放射線治療技術の進歩とともに，さまざまな画像を利用可能な放射線治療装置や治療計画装置が登場したことにより，高精度な放射線治療が行われるようになってきた．その中で，画像誘導放射線治療（IGRT：image-guided radiotherapy）は，まさに画像を利用して位置精度を担保するものであり，そこで発生するアーチファクトは放射線治療における位置精度に影響を及ぼす．

　さらに，これらのアーチファクトは最終的に治療成績に影響を与えるものである．

アーチファクトについて

　一般的に放射線治療におけるアーチファクトは，次のように大別できる．

1．放射線治療計画に起因するもの
　1）CTシミュレータ
　2）放射線治療計画支援画像のDIR（Deformable Image Registration）

2．IGRT に起因するもの
  1) ポータルイメージ（kV, MV）
  2) CBCT（コーンビーム CT）
  3) イメージガイドポジショニングシステム（ExacTrac® システム）
  4) リニアックグラフィ
3．小線源治療に関するもの

　昨今の放射線治療装置は多種多様であり，リニアック装置にターゲットを絞っても，高精度放射線治療専用機等いくつか存在するが，ここでは主に汎用型リニアック装置（IGRT 対応）に関係するアーチファクトを提示する．

1. 治療計画CTにおけるメタルアーチファクト

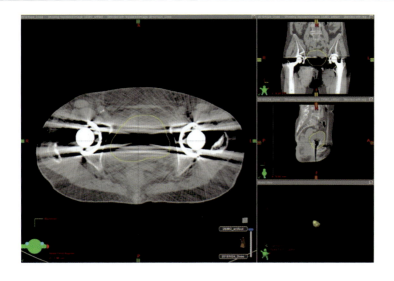

◆現象

骨盤部をターゲットに放射線治療を行う場合，CTシミュレータの撮影において人工股関節が留置されていると，そこからのストリークアーチファクトおよびダークバンドアーチファクトが発生する．この症例では，アーチファクトにより膀胱周辺の描出が不十分で，膀胱の輪郭を正確に囲むことができない．

◆対策

最近ではCT装置のアルゴリズム技術の進歩により，ソフトによるメタルアーチファクトの低減が可能になってきている．

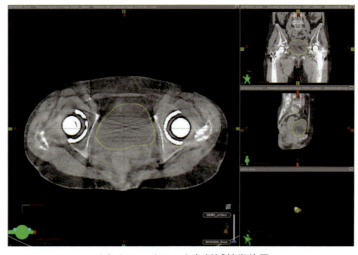

メタルアーチファクト低減技術使用

◆放射線治療における影響・精度

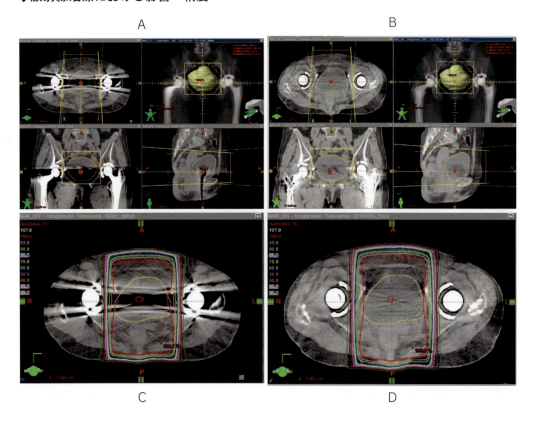

　膀胱をターゲットにした前後対向2門照射で線量分布の計算を行った例である．
　A, C 2枚の画像はダークバンドアーチファクトにより, ターゲット（膀胱）周辺の線量の低下が見られる．B, D 2枚の画像はメタルアーチファクトを低減させたもので, 同部の線量低下に改善が見られる．ただし, 実投与線量については検証が必要である．

2. 放射線治療計画支援画像の DIR（Deformable Image Registration）による過剰な変形

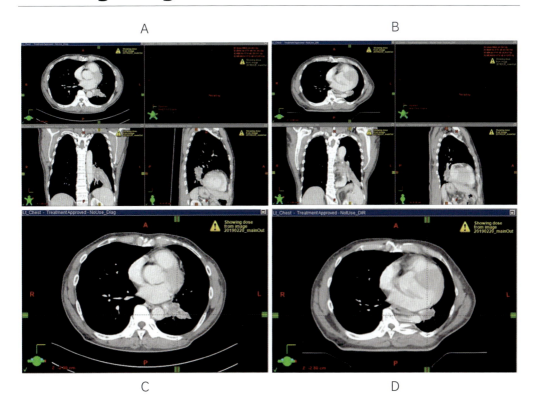

◆現象

　この症例は，CT シミュレータの画像を用いた肺がんに対する非対向2門照射の治療計画である．治療計画の段階で，診断用 CT 画像をレジストレーションすることになった．
　A，C 2枚の画像は変形を伴わない剛体レジストレーション画像である．B，D 2枚の画像は呼吸の位相が異なるため，変形を伴う位置合わせを試みた非剛体レジストレーション画像である．腫瘍だけでなく，骨格や正常臓器においても過剰な変形を生じている．広義の偽画像としてアーチファクトに含めて提示した．

◆対策

　DIR における画像の変形には限界がある．ここでは，意図しない過剰な変形も起こりうるため，注意が必要である．DIR の導入，運用に際しては，ガイドライン等[1,2]を参考にしていただきたい．

◆放射線治療における影響・精度

　過剰に変形した画像を治療計画に使用することにより，肉眼的腫瘍体積（GTV：gross tumor volume）や危険臓器（OAR：organ at risk）の輪郭描出に影響が生じる．これらは最終的に投与線量の誤差につながる可能性がある．

CBCT（コーンビーム CT）
3. 蠕動によるモーションアーチファクト

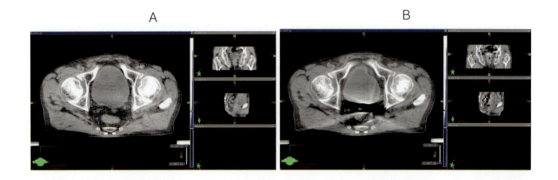

◆ 現象と対策

　CBCT を使用した位置照合では，放射線照射を行う直前に治療寝台上で得られた CBCT 画像と，治療計画用 CT 画像を使用する．

　A の画像はアーチファクトのない通常の画像であるが，B の画像は画像データ収集中における腸管ガスの移動により，アーチファクトが発生したものである．リニアックに搭載された CBCT は収集時間が 30～60 秒であるため，収集中にガスの移動が生じると再構成画像にモーションアーチファクトが生じる．アーチファクトが生じた画像は位置照合精度に影響を及ぼすため，再撮影が必要となる．

CBCT（コーンビームCT）
4. 腸管ガスによるストリークアーチファクト

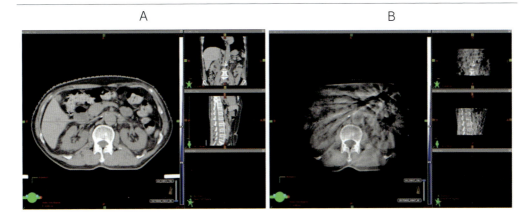

◆現象

A の画像は治療計画に用いたアーチファクトのない CT シミュレータの画像であるが，B の画像は照射直前に撮影した CBCT 画像で，腸管ガスによるストリークアーチファクトが発生している．

◆対策

特に放射線治療に用いられる CBCT は，1回の収集時間が非常に長いことなどから，CT に比べてアーチファクトが発生しやすい[3]．現状の CBCT では，腸管ガスやその蠕動等の対策が難しい．今後の画像再構成技術の進歩や収集速度の高速化が待たれるところである．

◆放射線治療における影響・精度

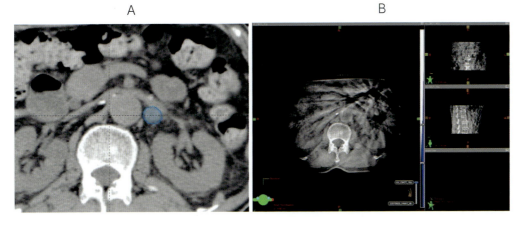

A の画像は治療計画用 CT 画像で肉眼的腫瘍体積（GTV：gross tumor volume）を描出したものであるが，B のアーチファクトが生じた CBCT 画像では GTV が不明瞭であり，位置照合が難しい．本症例では，GTV 近傍の腹部大動脈周囲の石灰化を代替のメルクマールとし位置照合を行い，照射を実施した．

CBCT（コーンビーム CT）
5. 呼吸運動によるモーションアーチファクト

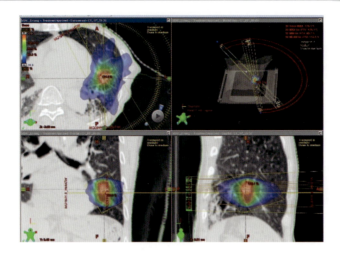

呼吸抑制下において 1 cm の呼吸性移動を伴う 1.7 cm 径の肺腫瘍への肺体幹部定位照射の治療計画画像である．この症例では，1 回線量 12.5 Gy であり，かつ臨床標的体積（CTV：clinical target volume）への計画標的体積（PTV：planning target volume）マージンは 3 mm と小さいプランとしたため，きわめて慎重な位置照合が求められる．

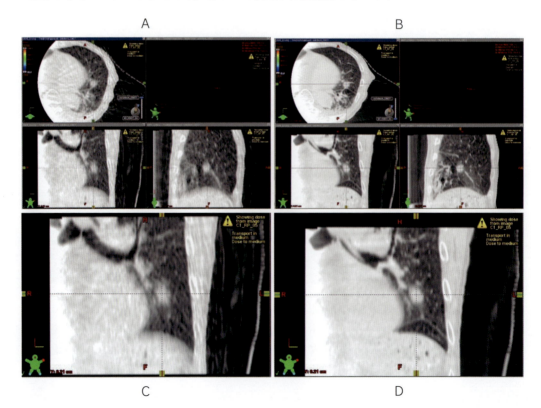

◆**現象と対策**

　この画像は放射線治療時に位置照合を行う際のCBCT画像である．
　A，C 2枚の画像は自由呼吸下で撮像したもので，呼吸によるモーションアーチファクトにより腫瘍辺縁が不明瞭である．B，D 2枚の画像は，分割息止めを行い撮像したことにより腫瘍辺縁が明瞭になっている．

◆**放射線治療における影響・精度**

　肺体幹部定位照射における呼吸状態は，自由呼吸下で照射，浅呼吸を指示して照射，呼吸停止をして照射する方法がある．また，呼吸の位相に同期して照射，追尾して照射する方法もある[4]．各々の呼吸状態に応じて画像のモーションアーチファクトを考慮し，放射線治療を計画，実施することが必要である．

　いずれの方法においても，患者さんに協力してもらい，正しい呼吸管理を行うことが重要である．

6. ExacTrac® システムにおけるフラットパネルのキャリブレーション不良によるアーチファクト

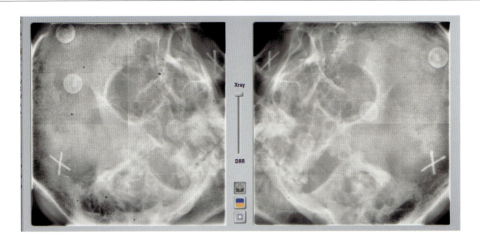

◆現象と対策

ExacTrac® システムにおける位置照合では，放射線照射を行う直前に治療寝台上で得られたX線画像と，治療計画用CT画像から作成したDRR（Digitally Reconstructed Radiograph）を使用する．

左側のX線画像では数カ所に黒点が発生している．また，右側のX線画像では縦横に線状の高輝度アーチファクトが発生している．

いずれもフラットパネルのキャリブレーション不良が原因であり，定期的なキャリブレーションの実施が求められる．

◆放射線治療における影響・精度

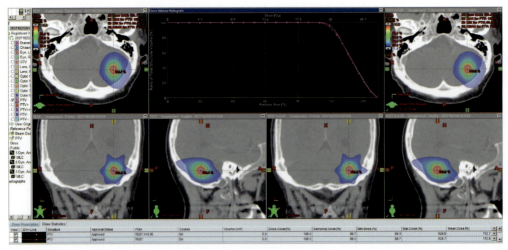

脳に対する定位手術的照射（SRS：stereotactic radiosurgery）では極小ターゲットに対して2 mm以下のセットアップマージンを設定し，照射を行うことがある．ここで，ExacTrac® システム上，画像にアーチファクトが生じた場合，それに起因する照合精度の低下が危惧される．

　上の画像は，0.5 mmの位置誤差が発生した場合における線量分布とDVH（dose volume histogram）を比較したものである．本シミュレーションでは，0.5 mmの位置誤差が生じたことにより，約1.7%（PTV D95）の線量低下を招く結果となった．

参考文献

1) 日本放射線腫瘍学会 QA 委員会 DIR ガイドラインワーキンググループ：放射線治療における非剛体画像レジストレーション利用のためのガイドライン 2018 年版（略称：DIR ガイドライン 2018）．2018
2) Brock KK, Mutic S, McNutt TR, et al：Use of image registration and fusion algorithms and techniques in radiotherapy：Report of the AAPM Radiation Therapy Committee Task Group No. 132. Med Phys　44(7)：e43-e76, 2017
3) 日本放射線技術学会放射線撮影分科会（監）：放射線医療技術叢書 (34) Interventional Radiologic Technology．日本放射線技術学会, 2015, pp.127-130
4) 大西　洋，平岡真寛（監），佐野尚樹，他（編著）：詳説　体幹部定位放射線治療　ガイドラインの詳細と照射マニュアル．中外医学社, 2006, pp.36-104

9 乳腺部門

西川祝子・藤澤正江・武藤千尋
国立がん研究センター中央病院放射線技術部

概　要

　乳房X線撮影は軟部組織を描出する撮影であるため，一般撮影とはさまざまな点で異なる．乳腺組織と腫瘤のようなX線吸収差が少ないものや，微細石灰化のような非常に小さな構造物を描出しなければならない．この特殊性から高コントラスト・高解像度の画像が求められるため，一般撮影と比較してアナログシステムからデジタルシステムへの移行がスムーズではなかった．しかし，さまざまな撮影機器の開発，画像処理技術の発展，モニタの高解像度化などが実現し，現在ではデジタルシステムを導入している施設がほとんどの割合を占める．

　本章では，デジタルマンモグラフィを想定したアーチファクトや発生しやすい障害陰影などを紹介し，その対処法を考察することで，正確な画像診断につながるマンモグラフィについて考えたい．

アーチファクトについて

　デジタルマンモグラフィにおけるアーチファクトは下記に分類できる．それぞれに起因するアーチファクトの分類と一例を図1に示す．
　（1）装置に起因するもの
　（2）患者に起因するもの
　（3）術者に起因するもの

1．機器に起因するアーチファクト

　機器に起因するものの内訳として，①X線撮影装置，②画像，③診断用モニタが挙げられる．マンモグラフィではX線撮影装置および診断用モニタの品質管理項目が明確に定められてお

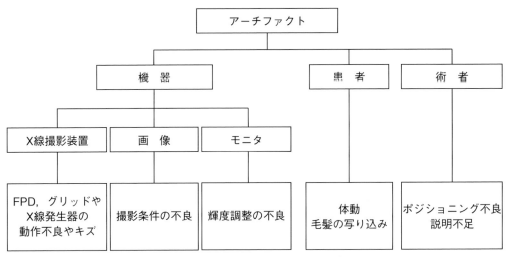

図1　アーチファクトの分類と一例

り，基本的には定期点検および日常点検を行うことにより装置が保守される．特にモニタについては，これらの管理が行える専用のソフトウェアを使用することで，簡単に短時間での管理が可能である．

　マンモグラフィで使用されているFPD（flat panel detector，平面X線検出器）は，直接および間接変換型方式の両者が存在し，メーカーによりさまざまな画素サイズを有する．FPDの構造と特徴は，「1．一般撮影部門」の項を参照していただきたい．ここでは，フルオートおよびセミオートモードによる撮影の際に要となるAEC（automatic exposure control，自動露出機構）について触れる．

　AECとは，適正な画質を得るために必要量（一定値）のX線が照射されたところでX線を制御し，自動的に撮影条件を決定するものである．フルオートモードの場合，圧迫した際の乳房厚によりターゲットとフィルタおよび管電圧を設定していることが多い．

　マンモグラフィではカセッテ後面検出方式で半導体検出器を用いるのが主流であるが，FPDの場合はFPDの蓄積容量（「1．一般撮影部門」の図1）の一つひとつが検出器の役割を果たす．AECに関するX線の検出および制御のアルゴリズムはメーカーによりさまざまである．一部の例を図2に示す．この制御系センサーの位置を乳腺組織に合わせることで最適な撮影線量が照射される．

2．患者および術者に起因するアーチファクト

　患者および術者に起因するものとして，体動によるボケ，肩や毛髪の写り込み等の障害陰影が生じる場合がある．これらについては，ポジショニングの見直しにより改善する可能性がある．

　乳房X線撮影は，乳房の引き出しや乳腺の伸展の度合いなど，術者の技量が画像に影響を与えやすいため，正しく撮影を行う技術を身に付けなければならない．乳房圧迫の必要性を患者に理解してもらい，協力を得ることが重要である．乳房圧迫により得られる効果は以下のとおりである．

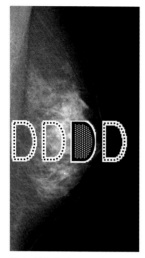 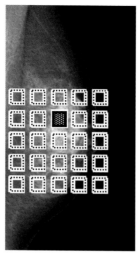 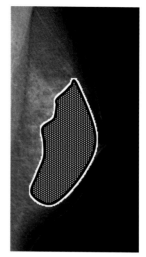

術者があらかじめ手動でセンサーの位置を調整しておく方式

乳腺密度が高い位置を検出して線量を制御する方式（プレ曝射の有無はメーカーにより異なる）

乳腺の領域を自動的に抽出して線量を制御する方式

図2　AECにおけるセンサー位置の制御方式に関する違い

(1) 乳房厚が均一になるため，乳房内組織の濃度が均一化され観察域が大きくなる．
(2) 乳腺組織が広がり重なりが分離するため，組織間コントラストが向上する．
(3) 乳房内組織が受像面に近づくため，幾何学的ボケが減少する．
(4) 乳房が固定されるため，体動によるボケが減少する．
(5) 散乱線が減少するため，コントラストおよび解像度が向上する．
(6) 被ばく線量を低減できる．

　ポジショニングの際は，特に患者の体軸が床面に対し垂直ではない場合や，肩に力が入り緊張している場合に，患者の顎や肩などが画像に写り込んでしまう可能性が高まる．また，毛髪の写り込みも避けなければならない．必ず照射野ランプを点灯させ，確認を行うことが重要である．また，毛髪はあらかじめ束ねてもらい，検査説明により患者に理解を得ると同時に，正しいポジショニング法で撮影を行うことが正確な診断を可能にするといえる．

　正しいポジショニング法を身に付けるためには，関係団体が実施する技術講習会を受講することや撮影技術が記載されている書籍を参照するとよい．

1. 異物混入

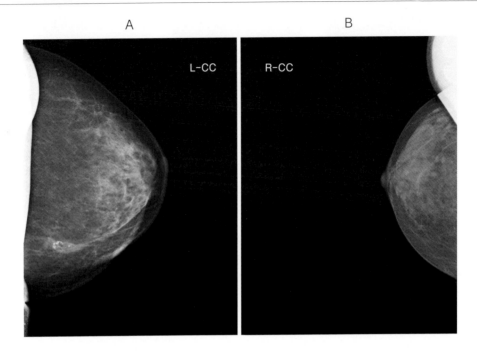

◆現象

A:左乳房 CC 方向撮影画像を示す．胸壁側に高吸収な異物が写っている．
B:右乳房 CC 方向撮影画像を示す．外側に高吸収な異物が写っている．

◆原因

A:肩や腋窩付近の脂肪が圧迫板の上面から写り込んだため．
B:肩が圧迫板の上面から写り込んだため．

◆対策

マンモグラフィでは胸壁端の評価が重要となるため，ポジショニング後は照射野ランプを点灯させ，障害陰影が写り込まないよう確認をしてから照射する．

◆ワンポイントアドバイス

ポジショニングの際，肩を下に落とすように力を抜いてもらうと写り込みにくい．肩や障害陰影を防止するため更衣室に張り紙の設置，検査前に説明を行うとよい．また，患者がリラックスして検査を受けられるような環境づくりを行う．

2. 異物混入

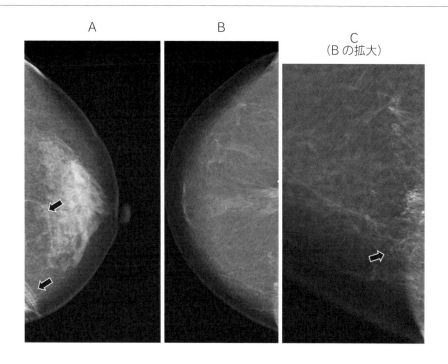

◆現象

A：左乳房CC方向撮影画像を示す．胸壁側に線状の陰影が写っている．
B：右乳房CC方向撮影画像を示す．胸壁側に線状の陰影が写っている．CはBの画像の内側を拡大したものである．

◆原因

髪の毛の写り込みによる．

◆対策

撮影時には髪を束ねてもらう．ウィッグは外すことを拒む患者もいるため，術者は精神的な配慮も必要である．照射前には照射野ランプを点灯させて確認を行う．

◆ワンポイントアドバイス

特にCC方向の撮影時に髪の毛が写り込みやすいため注意が必要である．場合によっては帽子やマスクが写り込むことがある．また，Cのように石灰化の有無について診断が困難となる場合があるため，照射野の確認は怠らないようにする．

3. 圧迫板の写り込み

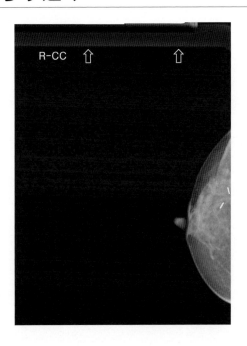

◆現象
右乳房 CC 方向撮影画像を示す．照射野内の端に帯状の陰影を認める．

◆原因
シフト式の圧迫板を用いている．左乳房の MLO 方向撮影用（X 線管球と直交する方向）に圧迫板をシフトさせたまま撮影を行ったため，圧迫板の縁が写り込んだ．

◆対策
被写体は圧迫板の左右中心とするだけではなく，光照射野の左右中心であることも確認をする．また，シフト式圧迫板を用いて MLO 方向の撮影を行った後は，圧迫板を元の位置に戻しておく．

◆ワンポイントアドバイス
メーカーによっては，撮影メニューがシフト式圧迫板の位置と合致していない場合，装置が X 線の出力をロックするため，照射スイッチを押しても照射自体ができないものもある．また，メーカーによっては，乳房支持台の左右中心に被写体がない場合，自動露出機構（Automatic Exposure Control：AEC）が正常に動作せず，線量不足となり粒状性の悪化につながる可能性があるため，画質にも注意を払う．

4. AECの動作不良

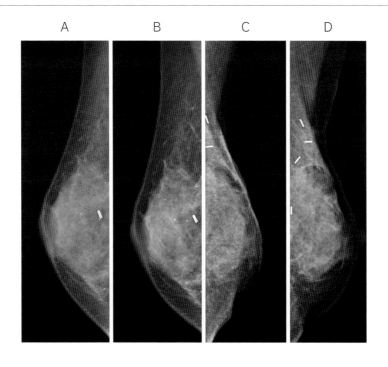

A　　B　　C　　D

◆現象

A：右乳房MLO方向撮影画像を示す．AとBは同一人物の乳房だが，Aは粒状性が悪い．
C：左乳房MLO方向撮影画像を示す．CとDは同一人物の乳房だが，Cは粒状性が悪い．

◆原因

　AECが適切に動作しなかったためである．示した画像はFPDが搭載された装置を使用しており，露出は自動的に制御される．部分切除術後の小乳房であったことにより，X線を感知する領域にすぐさま線量が到達してしまいX線が遮断され，結果粒状性が悪くなった．BおよびDは適正な線量にて撮影した画像である．

◆対策

　使用している装置の特性を理解し，AECが正常に動作しない恐れがある被写体の場合はマニュアルモードで撮影を行う．

◆ワンポイントアドバイス

　フルオートモードに頼らず日頃から撮影条件や平均乳腺線量を意識し，マニュアルモードでも撮影が行えるようにしておく．術者が採光野を手動で調整する装置の場合は，乳腺の部分に合わせる．高齢により乳腺は退縮するが，乳腺が残存しやすい乳頭下に合わせるとよい．
　粒状性は，Aのように特に石灰化の診断に影響を大きく与えるため注意しなければならない．

5. コントラスト不良

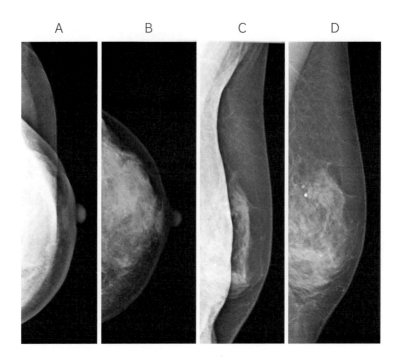

◆現象

A：左乳房 CC 方向撮影画像を示す．A と B は同一人物の乳房だが，A は乳房内全体の観察が困難であり，コントラストが不良である．

C：左乳房 MLO 方向撮影画像を示す．C と D は同一人物の乳房だが，C は胸壁側の乳房内の観察が困難であり，コントラストが不良である．

◆原因

部分切除術後であるため乳房の変形が伴っており，胸壁側を引き出そうとするあまり乳腺がない部分も含めて圧迫を行ったためである．

◆対策

部分切除術後の乳房においても腋窩部分の脂肪等の乳腺がない部分を見極め，可能な限り厚さが均一になるようポジショニングを行う．

◆ワンポイントアドバイス

乳がん術後患者の経過観察目的の撮影時は，過去の画像が参照可能であれば参考にするとよい．乳房厚を均一にし，乳房内コントラストを担保することを含め，圧迫の利点について知識を得ておく．

6. 体動によるボケ

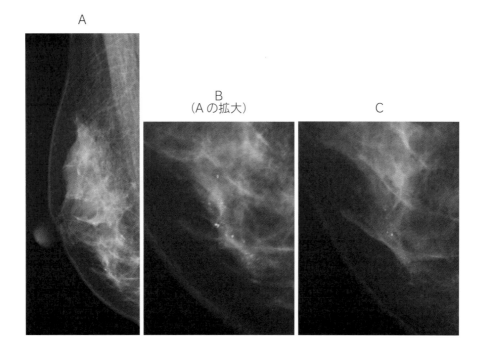

◆現象

　Aは右乳房MLO方向撮影画像を示す．AのL領域を拡大した画像がBである．BとCを比較すると，Bの石灰化がボケていることがわかる．

◆原因

　体動もしくは呼吸により被写体に動きが生じた．

◆対策

　体動や呼吸によりボケが生じる可能性があるため，可能な限り動かないように事前に説明を行う．また，撮影時は呼気で息止めを行う．

◆ワンポイントアドバイス

　マンモグラフィの場合，mAs値により条件設定を行う装置がほとんどであり，管電流と撮影時間を個別にマニュアル設定ができず，短時間撮影の設定には限界がある．そのため体動を防止するには息止めが最も効果的である．吸気では圧迫した乳房が抜けてしまう可能性があるため，呼気にて撮影を行う．ただし，高齢者や呼吸器疾患の既往がある患者には配慮が必要である．

7. ドットアーチファクト

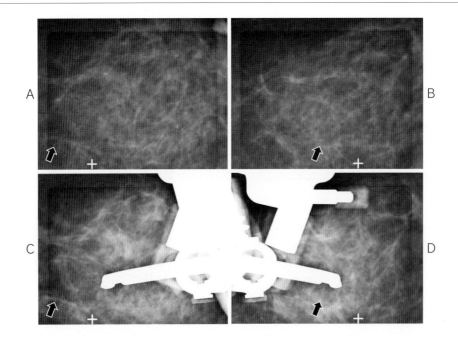

◆現象

ステレオガイド下マンモトーム生検の画像を示す．Aは−15°，Bは＋15°X線管球を傾斜させて撮影した画像である．CとDも同様である．AとCおよびBとDの同部位に点状の欠損像を認める．

◆原因
ステレオガイド下マンモトーム生検時に用いるユニットの受像表面にキズが付いていた．

◆対策
メーカーに連絡し，ユニットの交換を行う等の対応をしてもらう．

◆ワンポイントアドバイス

ドットアーチファクトと石灰化の鑑別が必要となる可能性があるため注意する．ドットアーチファクトは複数回撮影した際，毎回同じ部位に発生する．始業点検で異常陰影がないか確認する．また，均一な材質のファントムを撮影し確認することも有効である．

8. リプルアーチファクト（トモシンセシス）

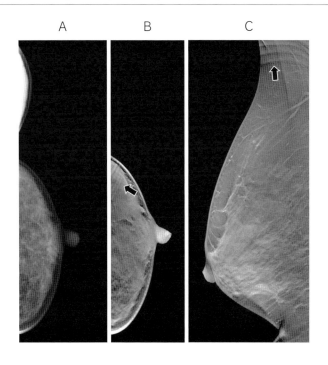

◆現象

B：左乳房 CC 方向トモシンセシス画像を示す．
C：右乳房 MLO 方向トモシンセシス画像を示す．
Bの外側，Cの腋窩部分に黒い線が複数本，さざ波状の陰影（リプルアーチファクト）を認める．

◆原因

AはBの2D画像である．乳房との重なりはないが肩が写り込んでいる．X線管球が±θ°回転した際に，一部の投影データに乳房と肩の重なりが生じた場合，リプルアーチファクトが出現する．Cのアーチファクトは顎が写り込んだためである．トモシンセシス特有のアーチファクトである．

◆対策

X線管球が0°の際に重なっていなくても，±θ°回転した際に肩や顎が写り込むことがあるため，X線管球の挙動を考慮したうえで障害陰影の写り込みがないよう配慮する．

◆ワンポイントアドバイス

ポジショニングの前に，検査の注意事項について説明をするとよい．原理的には角度あたりの照射回数を増やすことによりリプルアーチファクトを低減できるが，乳房トモシンセシスにおいては調整ができる機種は少ない．

9. 金属アーチファクト（トモシンセシス）

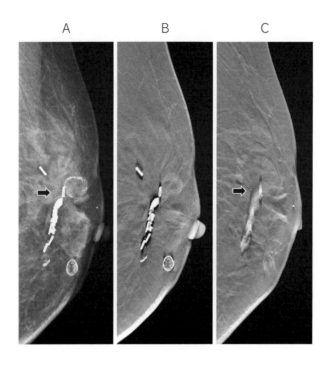

◆現象

A：左乳房 MLO 方向画像を示す．
B，C：左乳房 MLO 方向トモシンセシスの裁断面が異なる画像を 2 枚示す．
B では術後のクリップや異栄養性の粗大な石灰化の周囲に黒抜け（アンダーシュート）が生じている．

◆原因

トモシンセシスは，CT のように X 線管球が 1 回転せず，ある角度内のデータを用いるため，金属などの X 線減弱係数が大きい物質の周囲にアンダーシュートが発生してしまう．

◆対策

画像再構成方法や再構成関数を変化させる．

◆ワンポイントアドバイス

C はアンダーシュートやリプルアーチファクトの影響により，微細石灰化と重なり観察が困難となっている．トモシンセシスだけではなく，2D 画像やトモシンセシス画像データから 2D 画像を再構成したものを併用した画像診断を行うことも考慮する．

10. ドットアーチファクト（トモシンセシス）

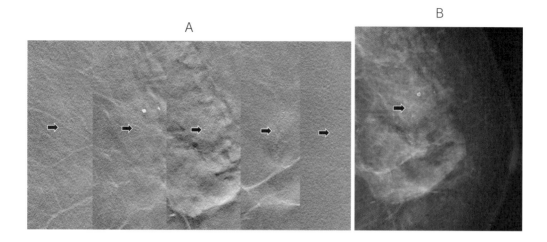

◆現象

A：左乳房 CC 方向トモシンセシスの裁断面が異なる画像を 5 枚示す．それぞれ同部位に点状のアーチファクトを認める．
B：左乳房 CC 方向画像を示す．点状の欠損像を認める．

◆原因

FPD のピクセル欠損による異常である．

◆対策

まずは支持台および圧迫板の清掃をする．次に FPD キャリブレーションを行い，改善が見られない場合は FPD の異常を疑いメーカーに連絡する．

◆ワンポイントアドバイス

FPD のピクセル欠損は複数回撮影したうちの毎回同じ部位に発生する．また，圧迫板側のスライスから受像面側のスライスに向けて徐々に焦点が合ってくるが，乳房内で完全にドットアーチファクトの焦点が合うスライスがないことから，FPD のピクセル欠損であると判断することができる．

11. 豊胸術後の乳房

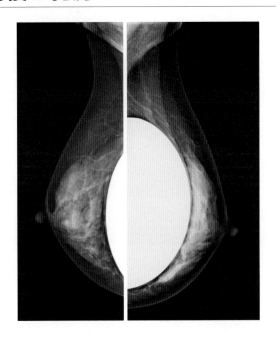

◆現象
両側乳房MLO方向画像を示す．乳房内に高吸収な物質を認め，特に左乳房内の観察が困難である．

◆原因
インプラント挿入による豊胸術後の乳房である．

◆対策
インプラントを挟み込むと破損のリスクが生じる．撮影を行う場合は，インプラントを外すようにして，破損リスクを避けるとともに，乳房内の観察を可能とするImplant Displacement View（Eklund View）を適用する．圧迫圧は弱めで，インプラントにより線量過多となる恐れがあるためマニュアルモードによる条件設定を推奨する．

◆ワンポイントアドバイス
日本乳がん検診精度管理中央機構によると，豊胸術実施者について，診療では禁忌ではなく，バックを避けて圧迫圧に十分な注意を払うとともに，病変描出能の低下の可能性を説明することとされている．一方，検診では原則実施しないこととするが，実施する場合は撮影に伴うトラブルや病変検出能の低下のリスクについてインフォームドコンセントを取得する必要があると提言されている．

12. 異常所見と間違いやすい乳房

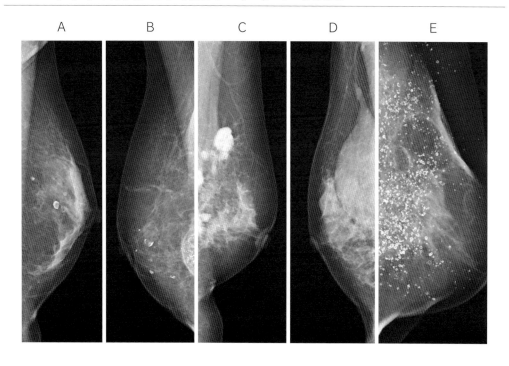

◆**現象**

A～EはそれぞれMLO方向画像を示す．乳房内に腫瘤や石灰化を認める．

◆**原因**

すべて豊胸術後の乳房である．Aは注入による異栄養性石灰化を認め，乳腺が乳頭方向に圧排されている．B, C, Dでは異物注入の肉芽腫による腫瘤を認める．Eはパラフィン注入による中心透亮性の石灰化を多数認める．

◆**対策**

豊胸術の既往について確認を行う．豊胸術により出現しうる所見を認識しておく．

13. 異常所見と間違いやすい乳房

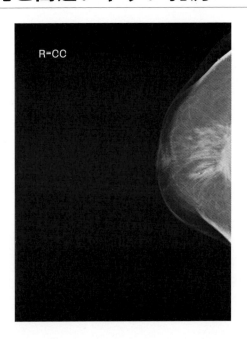

◆現象

右乳房 CC 方向画像を示す．乳房内にスピキュラ様陰影を認める．

◆原因

左乳房は全摘出後に乳房再建術を施行しており，左右の乳房のバランスをとるために右乳房の縮小術を施行した患者である．術後による乳腺の引きつれが異常所見と間違いをきたしやすい．

◆対策

検査の際は既往歴を確認する．

まとめ

　正しい撮影方法と装置の特性や原理について身に付け理解をすることで，必要最低限の被ばく線量の下，正確な画像診断につながるマンモグラフィが撮影できると考える．そして，何らかのアーチファクトが発生した際に，知識を持つことにより原因や疑われる因子を突き止めることができ，結果的に早期の対応が可能となる場合がある．

　また，マンモグラフィは他検査と比較して患者に接触する機会が多いため，より配慮が必要な検査である．検査前と検査中には十分な説明を行い，理解を得ることで読影に適した画像が得られる．患者にとって有益な情報を与えることができるよう，われわれは常に研鑽し続けなければならない．

参考文献
1) 石栗一男（編著）：マンモグラフィ技術編　改訂増補版．医療科学社，2009，pp.245-280
2) 宮崎　茂：自動露出機構の動作原理と基本特性．放射線撮影分科会誌　34：16-18，2000
3) 辻　久男：新発想の乳房撮影用自動露出システム Flex AEC．医用画像情報学会雑誌　23(2)：55-57，2006
4) 東田善治，堀田勝平：スクリーニングマンモグラフィにおける技術的な因子と品質管理．日本乳癌検診学会誌　5(3)：285-297，1996
5) 塩見　剛：トモシンセシスの原理と応用—FPDが生み出した新技術—．医用画像情報学会雑誌　24(2)：22-27，2007
6) 川瀬和美，井上　聡，Gary Whitman，他：乳房インプラント挿入者に対する乳癌検診．日本乳癌検診学会誌　15(2)：184-190，2006
7) 日本乳がん検診精度管理中央機構：豊胸術実施者のマンモグラフィ検査に係る見解．(https://www.qabcs.or.jp/news/news-20060127.html)

10 HIS, RIS, PACS

松田恵雄
埼玉医科大学国際医療センター中央放射線部

渡部進一
埼玉医科大学病院中央放射線部

中根 淳
埼玉医科大学総合医療センター中央放射線部

概　要

　今日の画像診断では，ほぼすべてのケースで，モダリティにおいて生成された「電子的な画像データ」を，HIS（Hospital Information System，病院情報システム），RIS（Radiology Information System，放射線情報システム），PACS（Picture Archiving and Communication Systems，医用画像管理システム）に代表される「医療情報システム」を使い，液晶モニタ等の「表示デバイス」を介し，「出力表現（表示処理）された結果」を観察するという手法が選択される．

　当然，同一の画像データであっても，PACSの仕様や表示デバイスの種類，その表示処理関数が異なると，異なる画像として表現されたり，正しく表示できなかったりする．また，画像データ自体の付帯情報や各種定義に不整合が生じると，本来の画像に必要な表示とはかけ離れた表示表現となる場合も存在する．

　本書の画像アーチファクト（本来は存在しない情報）は，狭義に「画像に現れる人体以外の情報」と定義できるが，広義的には「観察者が視覚認識する人体以外の情報」と考えることもできる．

　本章では，これら従来の画像の概念にない医療情報領域の不都合を「アーチファクト」の一部としてとらえ，その問題点や課題について列記する．

医療情報領域で発生する画像アーチファクトの分類

1. 画像表示デバイスが原因のアーチファクト
2. 画像データを表示させるための「規格のぶれ」による画像アーチファクト
3. 画像データを運用するうえで発生する問題点
4. 外部の要因による画像のアーチファクト

画像表示デバイスが原因のアーチファクト
1. 液晶モニタの不具合によるアーチファクト

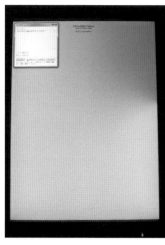

輝度均一性評価用
TG18-UN80 テストパターン
を表示

臨床基準画像を表示

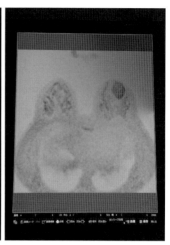

臨床画像を表示

　概要でも書いたように，今日の画像診断では，電子的な画像情報をなんらかのデバイスに表示・投影する必要がある．このとき，画像データが持つ本来の情報以外にも，デバイスの表示特性や不具合が合成される形で表示表現される．

　言い換えれば，デバイスの特性や不具合は，画像情報と切り離せないかたちでわれわれの視覚にインプットされ，脳に認識されるのである．

◆現象

　均一な信号を持つ画像データ（均一性評価用 JIRA-TG18-UN80 テストパターン）を表示した高精細モニタの右上部分に，表示輝度の低下が認められる．この影響により，表示される臨床基準画像においても，臨床画像（MRI）においても，右上部分で画像信号強度が低下した（若干暗くなった）画像として表示されてしまう．

　このケースでは，モニタの不具合が正しく認識されない場合，画像自体の信号変化と混同されやすく，臨床への影響が懸念される．

　液晶モニタにおける輝度の部分低下（均一性の不具合）は，出現する・しないを繰り返すことも多く，臨床画像を表示した状態では気づけないケースが多い．

◆原因

　液晶モニタの不具合（均一性劣化）．バックライト（関連部品含む）もしくは，液晶そのものに原因があるケースが想定される．

◆対策

「医用画像表示用モニタの品質管理に関するガイドライン」に基づき，始業時および，定期的にモニタの品質管理を適切に行うこと．観察者は，表示される画像に，モニタデバイスの不具合等，画像情報以外の表示要因を含む総合的な環境下で画像が表現されていることを正しく認識することが重要．

画像表示デバイスが原因のアーチファクト
2．液晶モニタの不具合によるアーチファクト

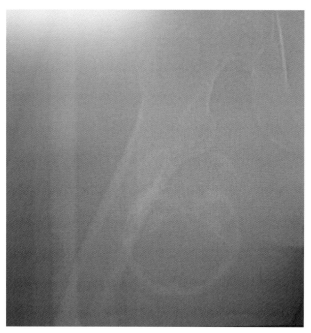

CTの位置決め用画像上に本来はないはずの
頭蓋骨横断像様の構造物が映っている

◆現象

> CT装置に付属する画像表示用液晶モニタの一部分に，本来の画像データには存在しない構造物が表示されている．よく見ると，頭部横断像の骨信号と推察できる．

◆原因

液晶モニタの交換により現象が消失したことから，情報システムからの出力信号に問題はなく，液晶モニタにおける液晶部分の不具合もしくは，表示リフレッシュ機構の不具合（短時間再描画性能）に由来したアーチファクトと考えられる〔常時現れないことからも，液晶自体の制御や性能に問題があると想定され，CRT（Cathode Ray Tube）モニタ時によく観察された画面の焼き付きとは別物である〕．

◆対策

液晶モニタを正しく動作するものと交換する．また，定期的にモニタの精度管理を実施する．劣化した液晶モニタを使用し続けない．

画像データを表示させるための「規格のぶれ」による画像アーチファクト
3. 画像の表示パラメータ不整合によるアーチファクト

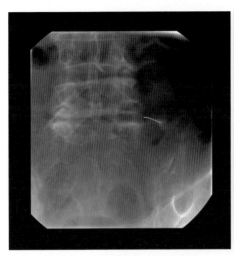
移行前の正常に表示された画像

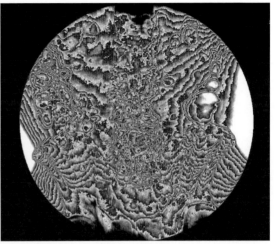
画像移行した PACS では正常に表示できない

◆現象

X線透視により取得された画像をPACSに収容保存後，PACS更新のため別のPACSに画像移行したところ，画像が表示できなくなった．

◆原因

画像データの表示に必要な一部パラメータが，移行後のPACSにおいて正しく認識できなかったと推測される．

◆対策

モダリティ導入時（導入前）に，画像付帯情報（特に表示用パラメータ）の保管仕様（DICOM規格のどこにどのような情報が保管されているか）を適合性宣言書等で確認し，自施設の標準的運用と照らし合わせる必要がある．また，標準的運用では連携できないパラメータが存在した場合（DICOMプライベートタグへの重要パラメータの保管等）は，あらかじめ対策をとるか，画像データ自体の変換を視野に入れた画像移行を検討する．

画像データを表示させるための「規格のぶれ」による画像アーチファクト
4. 画像付帯情報における文字化けの発生

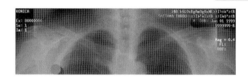

◆**現象**

転送画像の付帯情報（例：患者名・施設名等）が，正しく表示できなくなった．

◆**原因**

DICOM 規格において，付帯情報の文字種を指定する「特定文字集合」における適合状況の差異．

DICOM 規格では，表示対応可能な文字種については，特定文字集合タグに宣言することとされている．

この事例では，日本語対応（特定文字集合：IR-6/IR-87 宣言）の装置から，日本語非対応（特定文字集合：IR-6 宣言）の装置に画像が転送されたものと推測される．

※ IR-6 はアルファベットの文字集合，IR-87 は一般的な日本語（全角）の文字集合．

◆**対策**

装置の導入前に，その装置の DICOM 適合性宣言書で文字集合の対応状況を確認する．例えば，すべて日本語環境での PACS 運用を想定している場合は，日本語に対応したモダリティと，日本語に対応した PACS の導入が必要．また，日本語非対応（特定文字集合：IR-6 宣言）の装置に画像を送信する場合は，IR-6 以外の文字コードセットをあらかじめ変換もしくは，削除してから画像を転送する．

画像データを表示させるための「規格のぶれ」による画像アーチファクト
5. 規格上対応していない画像を転送した場合

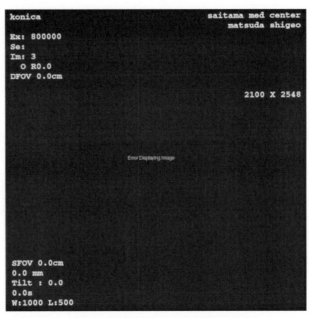

モダリティ（CT）上に適合していない画像（CR）
を強引に表示したがエラーとなる

◆現象

規格上対応していない画像を転送すると，受け取れない・表示できない等の問題が発生する．

◆原因

受信側の端末が規格上対応していない画像種（モダリティ）を転送したため．

◆対策

DICOM規格に則った画像だからといって，すべての画像が受信・表示できるわけではない．また，画像種が適合していても，例えば，核医学における「Multi-Frame」（マルチフレーム）のように，新技術に未対応の古いPACS等では，通常の表示ができない場合が存在する．

このケースでも，事前に適合性宣言書を確認し，取り扱いたい画像に対しPACSやViewerが対応しているか，確認する必要がある．

画像データを運用するうえで発生する問題点
6. GSDF階調のカラーモニタにおける輝度と色に関するアーチファクト

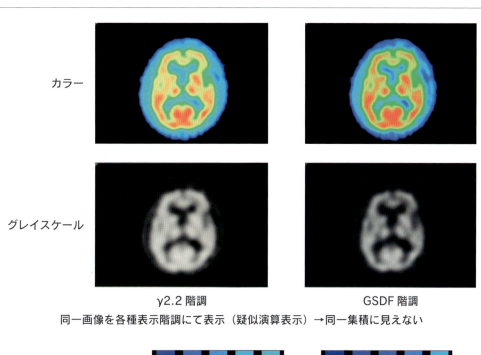

カラー

グレイスケール

γ2.2階調　　　　　　　　　　　　GSDF階調

同一画像を各種表示階調にて表示（疑似演算表示）→同一集積に見えない

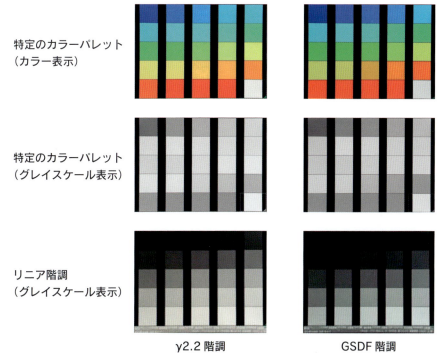

特定のカラーパレット
（カラー表示）

特定のカラーパレット
（グレイスケール表示）

リニア階調
（グレイスケール表示）

γ2.2階調　　　　　　　　　　　　GSDF階調

同一画像を各種表示処理にて表示（疑似演算表示）→同一色・同一輝度に見えない

◆現象

　核医学領域において，SPECT 画像を異なる画像表示端末（モニタ）に表示したところ，画像の表示表現＝集積部位の輝度（視覚的な濃度）が双方で異なる結果となった．また，グレイスケール画像とカラー画像では集積表現が逆転した．

◆原因

　画像表示端末間で，液晶モニタの表示階調が異なったことが原因．1 台は一般的なカラーモニタに多い，γ2.2 階調で，もう 1 台は医療用モニタに多い，GSDF（Grayscale Standard Display Function）階調であった．モニタ階調により，表示表現は大きく異なるので，放射性医薬品の集積評価を行うような場合には注意が必要．

　また今回のケースのように，核医学領域において，本来グレイスケールである画像データを疑似カラー画像として表示した場合，階調設定の異なるモニタ間では色味が異なるうえ，グレイスケール画像と集積表現が逆転して表現されるケースが存在する．

　一般的に，核医学画像の生成には，集積と信号強度に直線的な関係を持つことが前提とされるが，液晶モニタにおいてこれをグレイスケール表現する場合，人の視覚的直線性が担保される GSDF 階調の採用が必須である．しかし，多くの核医学現場では，カラー画像の取り扱いが大半を占めることから，実際には GSDF 階調のモニタが十分に採用されていないか，GSDF 階調のままカラー画像の観察が行われている．

　さらに疑似カラー画像における色表現や輝度表現と，放射性医薬品の集積との間には，直線的な相関はなく，人の感覚値が採用されているため絶対的な直線性は期待できない．

◆対策

　核医学画像を複数の場所で観察する場合においては，同一階調のモニタを使用する．疑似カラーによる階調表現の原理を正しく理解し，階調の混用を行わない．

画像データを運用するうえで発生する問題点
7. 画像の移行による欠落の発生

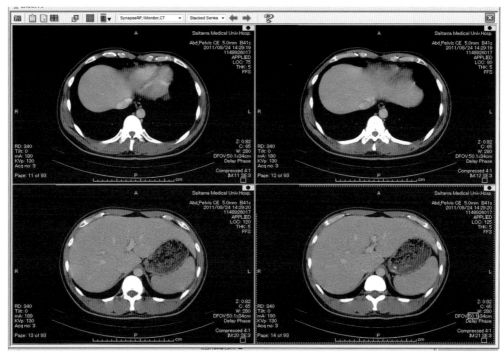

一部の画像が欠落し画像飛びを起こしている

◆現象

　PACS更新の際には，これまで使用してきたPACSから，新規導入するPACSに一部もしくは，全部の画像を移行することが一般的である．しかし，システムの画像管理仕様が同一でない場合，移行が正しく行われない（行えない）ケースが発生する．このケースでは，複数枚数で構成される画像の一部（数枚から数十枚）が欠損し，観察時に欠落を指摘されるケースが数多く確認されている．

◆原因
　画像サーバ等，PACSシステムの画像管理構造における仕様上の問題が大きいが，ユーザによる画像属性の一部変更や再生成画像による影響など，システム上カバーできない原因も散見される．

◆対策
　サーバ間での画像移行の際は，移行前後で画像マッチングを確認する．

外部の要因による画像のアーチファクト
8. イメージングプレートの点状アーチファクト

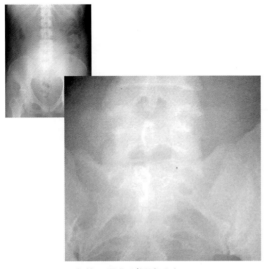

点状の黒化が観察される

未曝射のイメージングプレートにも点状の黒化が複数確認できる

◆現象

東日本大震災直後のある日，CR装置において読み取られたイメージングプレートの画像に本来存在しないと思われる複数の黒点（黒化）が確認された．また，曝射していない複数のイメージングプレートでも，同様に複数の小さな点状黒化が確認された．

◆原因

状況的に，飛散した微小な放射性物質がイメージングプレートに付着し，長時間放置されたことで，点状に「かぶり」を形成した可能性が高いが，推測の域を出ない．

◆対策

イメージングプレートは，始業前に表面清掃や画像の再消去処理を実施する．

参考文献

1) 日本画像医療システム工業会規格：JESRA X-0093＊B^{-2017}（医用画像表示用モニタの品質管理に関するガイドライン）．2017
JESRA ダウンロードサイト URL：http://www.jira-net.or.jp/publishing/jesra.html
2) DICOM 規格書．ダウンロードサイト一般社団法人 日本画像医療システム工業会(JIRA)：DICOM の世界：URL：http://www.jira-net.or.jp/dicom/
3) 石垣武男，宮坂和男，西谷 弘，他：標準的電子カルテにおける画像観察液晶モニタ，汎用液晶モニタの標準化と精度管理に関する研究．厚生労働科学研究費補助金・医療技術評価総合研究事業，平成15年度～平成17年度総合研究報告書，2006，pp.31-44，66-67
4) 安田哲也：医用画像表示用モニタの品質管理に関するガイドライン（JESRA X-0093）の紹介．日本診療放射線技師会誌　**60**(1)：60-64，2013
5) 松田恵雄：「JESRA X-0093＊B^{-2017}（医用画像表示用モニタの品質管理に関するガイドライン）」の紹介．日本診療放射線技師会誌　**66**(1)：77-81，2019
6) 日本放射線技術学会医療情報部会（監）：放射線医療技術学叢書（36）図解 知っておきたい放射線情報システムの構築．日本放射線技術学会，2017
7) 日本放射線技術学会（監），奥田保男，小笠原克彦，小寺吉衞（編）：〔放射線技術学シリーズ〕放射線システム情報学—医用画像情報の基礎と応用—．オーム社，2010，pp.32-152

診療放射線技師必携　画像のアーチファクトを探せ！

2019年8月15日　第1版第1刷 ©

編　　　者	中澤靖夫
発　行　人	小林俊二
発　行　所	株式会社シービーアール
	東京都文京区本郷 3-32-6　〒113-0033
	☎(03)5840-7561（代）Fax(03)3816-5630
	E-mail／sales-info@cbr-pub.com
	ISBN 978-4-908083-43-3　C3047
	定価は裏表紙に表示
装　　　丁	坂西桃子（三報社印刷株式会社デザイン室）
印刷製本	三報社印刷株式会社
	© Yasuo Nakazawa 2019

本書の内容の無断複写・複製・転載は，著作権・出版権の侵害となることがありますのでご注意ください．

JCOPY　＜(一社) 出版者著作権管理機構　委託出版物＞
本書の無断複製は著作権法上での例外を除き禁じられています．複製される場合は，そのつど事前に，(一社) 出版者著作権管理機構（電話 03-5244-5088, FAX 03-5244-5089, e-mail: info@jcopy.or.jp）の許諾を得てください．